高等医学院校实验系列规划教材

医药基础实验

主　　编　　陈兴智　高　琴

副主编　　胡小冬　王其一　柴继侠

编　　委（以姓氏笔画为序）

丁海虎　马善峰　王元元　刘冬播

吴凤娇　吴礼高　张梦晓　陈云帆

陈登宇　郑庆委　祖文轩　贺文欣

倪　虹　黄诗雅　崔　洁

中国科学技术大学出版社

内 容 简 介

　　本书是针对医学院校理学、工学、管理学等非医学门类专业编写的通用医药基础实验教材,涵盖人体解剖学、组织学、病理学、机能学、人体寄生虫学、医学微生物学、医学免疫学、药理学和病原生物学等实验内容。通过对上述各医学基础实验内容的有机结合,进一步加强了不同学科实验内容在逻辑和结构上的联系,避免传统教材学科之间的重复,有利于化繁就简,系统构建非医学专业本科生的医学背景,满足新医科复合型人才培养的需求。基于此类专业教学时数较少的现状,为引导学生对专业知识的学习,每一章后面紧扣实验内容,配套设置了一定的思考题,以帮助学生更好地掌握相应的知识点。同时,在一些重要实验中增加了知识拓展内容,主要为科学家故事、学科发展重要事件、经典药物等,旨在引起阅读兴趣、启发思考、扩展知识面,将课程思政潜移默化地融入实验教学中,赋予教材以人文教育功能。

图书在版编目(CIP)数据

医药基础实验/陈兴智,高琴主编. --合肥:中国科学技术大学出版社,2024.8. -- ISBN 978-7-312-06021-2

Ⅰ.R-33

中国国家版本馆 CIP 数据核字第 2024SX1339 号

医药基础实验

YIYAO JICHU SHIYAN

出版	中国科学技术大学出版社
	安徽省合肥市金寨路 96 号,230026
	http://press.ustc.edu.cn
	https://zgkxjsdxcbs.tmall.com
印刷	安徽国文彩印有限公司
发行	中国科学技术大学出版社
开本	787 mm×1092 mm　1/16
印张	12.5
字数	320 千
版次	2024 年 8 月第 1 版
印次	2024 年 8 月第 1 次印刷
定价	45.00 元

前　言

　　新医科建设是新时代党和国家对医学教育发展的最新要求,作为具有深厚医学教育积淀的蚌埠医科大学非常重视新医科建设,积极探索"医学＋X"多学科背景的复合型卓越人才的培养路径。多年来,蚌埠医科大学在理学、工学、管理学等非医学门类专业开设医学基础知识理论整合课程,融合了人体解剖学、组织学、病理学、机能学、人体寄生虫学、医学微生物学、医学免疫学、药理学和病原生物学等实验内容,取得了较好的教学效果。

　　随着新医科建设的推进,全国各医学院校都不同程度地开展了医药学基础知识整合课程的教学探索,目的在于构建非医学专业本科生的医药学背景,培养学生"懂医晓药"能力。基础医学教育是非医学类专业医学背景构建的基础,作为医学教育重要载体——教材,自然成为建设的重点。当前市场上此类理论教材建设较为成熟,有多种版本投入使用,但实验教材尚无成熟教材,导致学生对理论知识的理解和运用能力培养不足的,进而出现学习热情低、学习效果不佳的现象,使医学教育的实践技能和认知被弱化,医学背景显得虚化,严重影响了相关专业学生医药学背景的塑造和人才培养目标的达成。

　　鉴于此,我们在认真总结教学经验和广泛征求相关课程教师意见的基础上,将《医药基础实验》教材建设作为一项教学改革申报了安徽省质量工程建设项目,并获批建设。经过多学科教师不断地交流、研讨和辛勤撰写,书稿终于完成。教材蕴涵着教师们多年的教学体会与经验,围绕专业人才培养目标,打破学科和传统知识框架的壁垒,进行内容整合与要素重组,重构医学基础实验课程体系,使相关课程内容重复少、结构性好、整体协调;同时在实验内容中增加了课程相关的医药知识典故、知识延伸阅读、课程思政等知识,兼顾对学生医药文化的滋养。教材的编写既立足于我校非医学门类专业医学教育的客观情况,融入了我校深厚的医学教育优势,也能满足同类医学院校需求,为教材进一步的推广奠定了基础。

　　然而,本教材毕竟是多学科的融合教材,在实验学时较少的客观情况下,要实现"从大体到微观""由结构到功能""自正常到异常"的医学认知融合,从人体的正常构造和功能认识过渡到对疾病发生、治疗乃至康复的实践感知,进而达到对与医学相关专业医药学背景的构建,使这本教材真正能够起到打基础、架桥梁的作用。本教材的编写时间紧、任务重,具有挑战性,加之编委经验不足,疏漏之处难免,希望老师、同学们在使用过程中提出宝贵意见,以便及时改进,使之成为新医科建设中的一本好教材。本教材的出版得到了安徽省教育厅质量工程的资助和中国科学技术大学出版社的支持与指导,特此感谢!

编 者
2024 年 5 月

目　　录

第一章　绪　　论

第一节　实验室管理

实验室是科研和教学实验的重要场所,实验室安全是科研和实验教学顺利进行的重要保证。关于实验室安全问题,国家颁布了许多法规、条例,各学校也建立了许多详细的管理制度,教学过程中应给予高度重视。

一、实验室规则

(1) 学生应在实验课前预习相关理论和实验教学内容,了解实验目的、内容和方法。

(2) 学生穿着工作服,按指定位置入座,不得无故迟到、早退;不得随意走动、大声喧哗。

(3) 学生应听从教师指导,严格按实验规定的方法和程序进行操作;涉及危险物品,应注意安全,如有疑问及时请示教师;实验过程中应正确操作,认真观察并如实记录实验结果。客观书写实验报告并按时提交教师批改。

(4) 学生要注意节约、爱护公共财产,如有损坏按规定赔偿。珍惜实验动物和标本。

(5) 实验结束时,学生在实验室教师和技术人员的指导下,核查实验物品和仪器设备,认真做好实验的"三废"(废气、废液、废渣)及病菌、实验动物的处理工作。将实验台面、凳子摆放整齐,清扫实验室地面。

(6) 学生要讲文明、讲卫生,不准随地吐痰、乱扔杂物、乱涂乱画,保持实验室整洁。

(7) 尊敬师长、热爱劳动,实验结束后,学生要做好实验室的卫生清洁工作,在得到教师同意后方可离开。

(8) 实验用试剂不得入口,严禁在实验室内吃东西、喝饮料、吸烟等,实验结束后要用消毒凝胶等清洁手部。

二、实验室意外事件处理措施

1. 皮肤刺伤、切割伤或擦伤

受伤人员应该立刻离开实验室,脱下实验服,清洗双手,尽可能挤出损伤处的血液,除尽异物,用肥皂和清水冲洗伤口;如果黏膜破损应该用生理盐水清洗或清水反复冲洗,伤口应使用适当的皮肤消毒剂浸泡或涂抹消毒,必要时进行医学处理。

2. 化学药品腐蚀伤

若为强酸腐蚀,先用大量清水冲洗,再以5%碳酸氢钠或5%氢氧化铵溶液中和;若为强碱腐蚀,则先以大量清水冲洗后,再以5%醋酸或5%硼酸洗涤中和。

3. 眼睛溅入液体

立即用生理盐水连续冲洗至少10分钟,避免揉眼睛,然后再进行相应的医学处理。

4．衣物污染

应该尽快脱掉实验服,以防止感染物污染皮肤并造成进一步扩散,然后洗手并更换实验服,将已经污染的实验服进行高压蒸气灭菌处理,清理发生污染的地方及放置实验服的地方。如果个人衣物被污染,应该立即将污染物放入消毒剂中浸泡,并更换干净的衣物或一次性衣物。

5．吸入病原菌的菌液

立即将口腔里的菌液吐入容器内消毒,并用大量清水漱口,然后根据菌种不同,在医生的指导下服用抗菌药物予以预防。

6．菌液流洒桌面

应该倾倒适量消毒液于污染表面,让其浸泡半小时后抹去、清理;若手上沾有活菌,亦应浸泡于上述低浓度消毒液 10 min,再以肥皂及清水清洗干净。

7．容器破碎及感染性物质的溢出

破碎的容器和被溅的地方用经消毒液浸泡的吸水物质(如布、纸等)覆盖,10～15 min 后以可行的方法移走吸水性物质和破碎的容器,放于盛放污染性废弃物的容器内,高压灭菌或用有效的消毒剂浸泡消毒,然后再用消毒剂冲洗清理该污染的地方,整个过程应戴手套操作。

8．实验书籍、表格或其他打印、手写材料被污染

将原件置于盛放污染性废弃物的容器内,高压灭菌处理。

9．在生物安全柜以外发生有潜在危险性的气溶胶释放

所有人员必须立即撤离相关区域,并通知实验负责人,任何暴露人员都应该接受医学咨询。为了使气溶胶排出和较大的粒子沉降,在一定时间内严禁人员入内。如果实验室没有中央通风系统,则应该推迟人员进入实验室,在实验室门上贴上"禁止入内"的标志。过了相应时间后,在相关人员的指导下清除污染、消毒灭菌。

10．严防火灾

如果发生火灾应该沉着冷静处理,切勿慌张,立即关闭电源。如酒精、二甲苯、乙醚等起火,切忌用水,应该迅速用蘸水的布类或沙土覆盖。正确使用灭火器或报警处理。

(黄诗雅　陈登宇)

第二节　组织病理标本的制备

一、石蜡切片

1．取材

取材是指从人体或实验动物体内取下所需观察的标本的过程。标本主要来源于临床活体检查、手术切除、病理解剖及实验动物等方面。取材是标本制备的首要环节,直接关系到标本的结构与形态的好坏,必须重视。

2．固定

标本固定是指从人体内或动物体内取下的标本立即浸泡在化学试剂中,借助化学试剂的作用,将组织细胞结构保存起来,使其形态结构近似生活状态的一种手段。具有固定作用的化学试剂,称为固定液。常用的固定液有 10% 福尔马林、4% 多聚甲醛等。

3. 固定后处理

经固定后的标本必须进行漂洗,以去除标本中残留的固定液或因固定液而形成的沉淀物和结晶等杂质,以免影响后期的染色和观察效果。通常可依据固定液的种类不同而选择不同的漂洗液,凡用水配制的固定液可采用流水冲洗,用乙醇配制的固定液则采用同浓度乙醇漂洗,凡有条件的均可采用 pH 相同的缓冲液漂洗。

4. 脱水

标本经过固定和漂洗后常含有大量水分,而水与石蜡又不能混合,所以在浸蜡、包埋前,必须将标本内所含的水分尽可能地脱去。脱水剂是与水在任何比例均能混合的液体,最常使用的脱水剂是乙醇(酒精),脱水过程是从低浓度到高浓度最终到 100% 浓度依次进行的。

5. 透明

酒精等脱水剂是不能溶解石蜡的,因此在使用酒精脱水之后、浸蜡之前还需要一个既能与酒精溶解又能与石蜡溶解的中间物质(媒剂),以便使石蜡渗入标本的组织中去。从组织状态上看,标本组织经过媒剂作用之后,其折射指数接近于组织蛋白质的折射指数,显示出透明的状态,习惯上称之为透明,该媒剂又称为透明剂。二甲苯是最常用的一种透明剂,它既能与酒精混合,又是石蜡的溶剂,是目前制作石蜡切片最普遍应用的透明剂。

6. 浸蜡

透明后的标本投入温度适宜且熔化的石蜡液内,置换出标本内透明剂的过程称为浸蜡,石蜡液称为浸透介质。用作浸蜡的石蜡的熔点一般要求在 52~56 ℃ 之间。在实际使用时,以制片时的气候和室温为依据。气温较高时采用熔点较高的石蜡;气温较低时采用熔点较低的石蜡。

7. 包埋

浸蜡标本被放置于包埋器内的石蜡液中,冷却后使其凝固成蜡块的过程称为石蜡包埋。石蜡液将标本自身的腔隙(如血管腔等)、因脱水致使标本收缩而产生的间隙以及脱水剂溶解某些物质(脂肪等)所遗留的空间完全填充,形成密度相近的一个整体,提高了标本的硬度,易于制备较薄的石蜡切片。

8. 切片

包埋标本经过修整后放置在专用的石蜡切片机上进行切片的过程称为切片。

二、冰冻切片

在组织病理实验技术中,尤其是在临床病理诊断、组织化学和免疫组织化学技术中,冰冻切片应用较为广泛。冰冻切片的优势为切片制作时间较短,除了能观察标本的形态结构,同时能较好地保存脂肪、类脂、酶及抗原活性外,它还应用于脂肪显示,酶的定位、定性甚至定量,组织荧光,免疫荧光和放射自显影等方面,是石蜡切片所不能替代的。

取材后的样品冷冻的速度越快、温度越低,样品的组织细胞内形成的冰晶就越少,组织细胞内的形态结构保存得越好。

三、组织切片染色

组织病理切片的染色方法很多,目前应用最广泛也最基本的染色方法是苏木精-伊红染色(hematoxylin-eosin stain),即 HE 染色。HE 染色相对简单,可以使多种组织细胞的形态结构得以清晰显现,切片能够长期保存而不易褪色。

(一) HE 试剂

1. 苏木精

苏木精是一种天然染料,是现今生物学染色技术中最常用、最有价值的细胞核染料。苏木精是从苏木素树的树心(洋苏木)提炼出来的,此树原产于墨西哥的坎佩切,现在主要种植于西印度群岛。在自然状态下,苏木精分子结构中不具有双键"醌式"结构(即发色团),只是一种色素,经氧化转化为氧化型苏木精(即苏木红)才真正具备了染料的基本性质而成为生物学染料,习惯上常将氧化型苏木精称为苏木精。

苏木精呈棕红色,为弱酸性,对组织细胞的亲和力很小且染色浅。当加入适量的金属离子盐(媒染剂)时,可大大增强苏木精对组织细胞的亲和性,也可极大地提高染色程度。多数苏木精使用的媒染剂为三价和六价金属盐(Al^{3+}、Fe^{3+}、Cr^{3+}、Mo^{6+}、W^{6+})等。苏木精对组织细胞着色的颜色选择依赖于所使用的金属离子的种类,如苏木精与 Al^{3+} 结合形成蓝紫色色淀,而与 Cr^{3+} 结合产生黑色色淀。依据所使用的媒染剂的不同,苏木精分为明矾苏木精、铁苏木精、钨苏木精、钼苏木精、铅苏木精等类型。

2. 伊红

伊红又称为曙红,是钠盐类或溴盐类的化合物,为酸性染料,同时也是荧光染料。伊红的种类较多,有伊红 Y、伊红 B、乙基伊红、甲基伊红等,伊红 Y 最为常用。伊红 Y 又称为伊红黄,是四溴荧光素。溴离子的多少会影响色调,溴离子越多,伊红颜色越红。伊红 Y 为理想的细胞质染料,易溶于水,在乙醇中溶解性较小,习惯性称为"水溶性伊红",常与苏木精配伍进行对比染色,其最大价值在于适当分化后,可使组织结构染上不同程度的粉色至红色,能准确分辨出不同类型细胞的细胞质及不同类型的结缔组织的纤维和基质。在 pH 4.6～5.0 时,伊红为最佳染色状态,其染色力会随着配制时间的延长而增强。

(二) HE 染色步骤(以石蜡切片为例)

1. 染色步骤

(1) 二甲苯,5～10 min,2 次。

(2) 100%乙醇,3～5 min,2 次。

(3) 95%乙醇,2～3 min。

(4) 90%乙醇,2～3 min。

(5) 80%乙醇,2～3 min。

(6) 70%乙醇,2～3 min。

(7) 蒸馏水浸洗,3 min。

(8) 苏木精,10 min,自来水洗。

(9) 0.5%盐酸乙醇分色,数秒至数十秒,自来水洗。

(10) 0.5%氨水蓝化,0.5 s～1 min,自来水洗,光镜下镜检细胞核分色程度。

(11) 蒸馏水洗,3 min。

(12) 1%伊红,5～10 min,蒸馏水洗。

（13）70%、80%、90%乙醇速洗，每级数秒至数十秒。

（14）95%乙醇，0.5 s～1 min，光镜下监控细胞核与细胞质颜色对比。

（15）100%乙醇，2～3 min，2 次。

（16）二甲苯，3～5 min，2 次，中性树胶封固。

2. 染色结果

细胞核和细胞质内的嗜碱性物质呈蓝紫色，细胞质、其他嗜酸性物质、胶原纤维及红细胞呈红色或粉红色。不同的参考资料或实验室的脱蜡、脱水、透明、染色等时间稍有差异，以清晰的染色结果为准。

第三节　光学显微镜的使用

一、光学显微镜的构造

光学显微镜（图 1.1）一般由机械部分和光学部分组成。

机械部分主要包括镜座、镜柱、载物台（镜台）、镜筒、粗准焦螺旋和细准焦螺旋等。光学部分包括采光系统和放大系统两部分。其中采光系统主要有反光镜或电光源、聚光镜或聚光器、光圈（虹彩）。放大系统包括目镜和物镜，图像的放大倍数为目镜的放大倍数与物镜放大倍数的乘积。

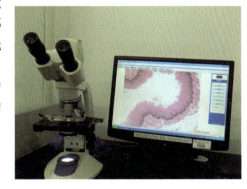

图 1.1　光学显微镜（显微数码互动实验系统）

二、光学显微镜的使用方法

1. 取镜

显微镜取放或搬移位置时，应用右手握镜臂、左手托镜座，绝不可用一手斜提或前后摇摆，以防零件掉落损坏。

2. 对光

转动物镜转换器，将物镜低倍镜头转到镜筒正下方和镜筒对直，使低倍镜头对准载物台上的通光孔。用聚光镜调节螺旋升高聚光镜，打开光圈。一边观察目镜，一边用手旋转反光镜（强光时用平面镜，弱光时用凹面镜）或者使用电光源调节到合适亮度，使光线射入镜筒内，调节到视野内的光线明亮均匀为止。

3. 置片

将组织病理玻片从玻片盒内取出，平放于载物台上，注意盖玻片一定要朝上，用压片夹或玻片夹持器将玻片固定好，并将有组织标本的部分对准载物台通光孔的正中。

4. 低倍镜观察

缓慢转动粗准焦螺旋，使低倍镜的物镜镜头和载物台之间的距离变小，这时从侧面观察，使低倍镜的物镜镜头与组织病理玻片相距 0.5～1 cm。观察目镜，镜下可见 HE 染色标本的红色背景，缓慢转动粗准焦螺旋，使物镜镜头与玻片距离拉大，边旋转边观察，直到视野内出现标本的清晰图像为止。如果图像稍模糊,也可转动细准焦螺旋调节图像至清晰。随后用手轻轻移动压片夹下的玻片或者利用推片器使夹持器上的玻片向前后左右移动,观察标本全貌,直至找到目标部位。

5. 高倍镜观察

如需进一步观察细胞的微细结构,则在低倍镜下找到需要观察的部位,移到视野中央,然后直接通过物镜转换器转换成高倍镜头,适当转动细准焦螺旋直到物像清晰为止。

6. 收镜

观察完毕,将镜筒提升,取下玻片放入玻片盒内,擦净镜体各部,再将物镜镜头叉开,使之不与载物台通光孔相对,下降镜筒但不能使物镜镜头和载物台接触,并将反光镜放平或者调小电光源灯泡亮度后关闭电光源开关,盖上防尘罩。

三、光学显微镜的使用注意事项

(1)显微镜须防止撞击,不能放置在实验台过于边缘的地方,否则会有倾倒跌落的危险。

(2)不可随意拆卸显微镜的任何部件,也不准与其他显微镜互换部件。

(3)显微镜的各个光学部分不能用手指触及或用普通纸张擦拭,应用擦镜纸或细绸布轻拭。物镜镜头表面受到油类污物污染时可在擦镜纸上滴少许二甲苯等擦拭。

(4)观察新鲜材料时,一定要加盖玻片,不要让水或其他药液沾染镜头和载物台,万一沾污,要立即用擦拭纸擦干。

(5)在使用过程中,如某部分出现故障时,切勿擅自修理,须报告老师,由专人维修。

(6)显微镜保管不当会导致光学零件出现霉斑,因此应贮存在干燥、无高温、无腐蚀性气体等的地方。

(贺文欣　柴继侠)

第四节　实验动物的基本操作技术

一、实验动物的捉持、固定

为保证动物实验顺利进行,需要捉持动物并进行适当的固定,这是最基本也是最常用的实验技术。

1. 小鼠

右手提起鼠尾,放在鼠笼盖或其他粗糙面上,在其向前爬行时,右手轻轻向后拉鼠尾,用左手拇指和食指沿其背部向前抓住小鼠的两耳和头颈部皮肤,充分固定其头部,将鼠置于左手手心中,右手轻拉鼠尾,将其夹在左手无名、小指和手掌之间,右手即可做注射或其他实验操作,如图 1.2 所示。

2. 大鼠

大鼠性情凶猛,捉拿时须戴防护手套,动作应轻柔。大鼠捉持方法和小鼠相似,实验者左手戴手套,右手轻轻抓住大鼠尾部将其放在粗糙面上,左手虎口卡住大鼠躯干,轻压并向前移行,至颈部时,用左手拇指和食指抓紧鼠两耳及后枕部皮肤,将其充分固定以防咬伤,其余手指抓住背部皮肤,无名指和小指夹住鼠尾,如图1.3所示。

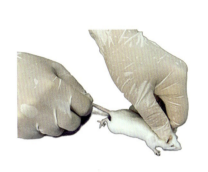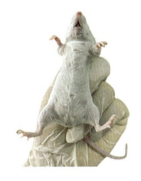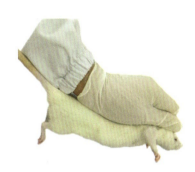

图1.2 小鼠的捉持方法　　　　　图1.3 大鼠的捉持方法

3. 蟾蜍

一般用左手抓蟾蜍。将蟾蜍背部紧贴手掌固定,使其腹部朝上,以中指、无名指和小指压住其左腹部和后肢,拇指和食指分别压住左、右前肢,即可进行实验操作。如果需要破坏脑和脊髓,则将其腹部对着左手掌心,左手食指和中指夹住前肢,无名指和小指夹住后肢,拇指按压头部,右手持金属探针刺入枕骨大孔,破坏脑和脊髓,如图1.4所示。注意捉持蟾蜍时,不要按压其头部两侧的腺体,以免喷射毒液。

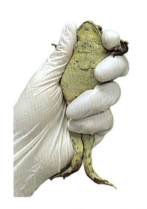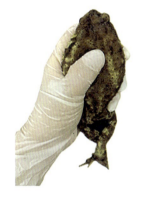

图1.4 蟾蜍的捉持方法

4. 家兔

一只手抓住家兔颈背部皮肤,轻轻提起,另一只手托其臀部或腹部,使其躯干的重量大部分集中在此手上。抓取兔错误和正确的方法分别如图1.5(a)和图1.5(b)所示。固定兔的方法依实验需要而定,分为兔台固定、马蹄形固定和立体定位仪固定等,以下介绍前两种方法。

兔台固定:是机能学实验中最常用的固定方法,适用于颈、腹、股等部位手术操作。将家兔四肢仰卧,将四肢分别套入固定台四周的橡皮圈内,拉直四肢,拉紧橡皮圈,以固定四肢。用牙绳牵引兔的两只上门齿,拉紧后系在兔台前端,保持头颈部平直,以固定头部。

马蹄形固定:在进行腰背部,尤其颅部手术时,常用马蹄形或立体定位仪固定法。家兔麻醉后俯卧位,先剪去家兔两侧眼眶下部的皮毛,暴露颧骨,调节固定器两端的"T"形金属棒,使其正好嵌在突起下方的凹处,然后于适当高度固定金属棒。

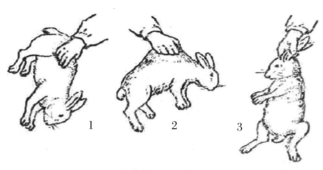

(a) 家兔抓取的错误方法

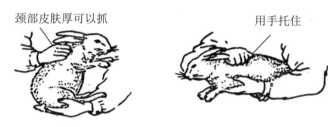

颈部皮肤厚可以抓   用手托住

(b) 家兔抓取的正确方法

图 1.5　家兔的抓取方法

二、实验动物的编号

为了便于分组和辨别,常需事先为实验动物编号。较大动物如兔、猫、犬等,可用号码牌挂在动物颈部,或将特制的铝质标牌固定在耳壳上。白色的家兔和小动物如小鼠、大鼠,一般用3%～5%苦味酸溶液涂于体表特定部位的毛发上。如编号1～9,原则是先左后右,从上到下,从前到后。例如:① 左前肢;② 左腹部;③ 左后肢;④ 头部;⑤ 背部;⑥ 尾部;⑦ 右前肢;⑧ 右腹部;⑨ 右后肢,如图1.6所示。

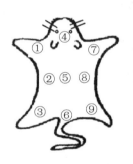

图 1.6　小鼠背部编号

三、实验动物的常用给药途径和方法

(一) 经口给药

经口给药分口服和灌胃两种给药方式。口服给药方法是将药物溶于饮水或饲料中,由动物自行摄取。该种给药方法操作简单,给药时动物接近自然状态,不会引起应激反应。但是由于动物饮水和进食过程中总有部分药物损耗及个体摄入差异,很难准确计算药量。一般为保证剂量的准确,多采用灌胃给药法(ig)。

1. 小鼠灌胃法

小鼠灌胃法如图1.7所示,左手固定小鼠,使其腹部朝向灌胃者,拉直颈部。右手持接灌胃针的注射器,测量口角到胃的长度,作为插入灌胃针的深度,一般成年小鼠3 cm 左右。将灌胃针头从口角插入口腔内,用灌胃针头将动物头部稍向背侧轻压,使口腔与食管成一直线,再将灌胃针头沿上腭壁轻轻插入食道,通过食管的膈肌部位时略有抵抗感。当感觉有落

空感时,表明灌胃针可能进入胃内,向外抽动注射器活塞,感
觉有负压说明灌胃针未插入气管。同时注意观察动物反应,
如插入顺利,动物安静、呼吸正常,即可注入药液。若动物挣
扎厉害,应拔出灌胃针,待动物安静后重新插入。切不可强
行插入,以免损伤食道或误入气管导致动物死亡。

2. 家兔灌胃法

家兔灌胃时需用兔固定盒或两人合作进行。一人取坐
位,用两腿夹住家兔腰腹部,左手握住双耳,右手抓住前肢;
另一人将木质开口器插入兔口内并压住舌头,取一导尿管插
入开口器中部小孔沿上腭插入食道,约 15 cm,导尿管另一
端置于水中,观察是否有气泡冒出,检测是否插入气管,当确
定导管在食管内时,即可连接注射器,将药液缓慢推入,最后慢慢拔出导管,取出开口器。

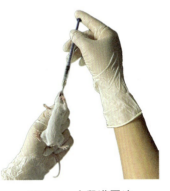

图 1.7 小鼠灌胃法

(二) 注射法

1. 静脉注射(iv)

静脉注射将药物直接注入血管,药物起效快,是机能学实验最常用的给药方法。静脉注
射给药,应根据不同的实验动物及其解剖学结构特点,选用不同的血管。

(1) 兔耳缘静脉注射。家兔耳郭背面外侧缘有一根粗大而清楚的耳缘静脉,耳缘静脉
是家兔的常用静脉注射部位,如图 1.8(a)所示。注射前先拔掉耳背面外缘部位的毛,手指轻
弹血管使静脉充盈,用 75%酒精擦拭局部,术者一手食指和中指轻夹耳缘静脉近心端,阻断
血流,使血管进一步充盈,拇指和无名指固定兔耳远心端,使其拉直。右手持注射器由远心
端刺入静脉后,左手拇指、食指和中指捏住针头和兔耳,以防滑脱,右手缓慢推注药液,如图
1.8(b)所示。如果感觉阻力很大,或发现局部肿胀发白,则说明针头没有刺入血管,应拔出
在穿刺点近心端重新穿刺。注射完毕后,拔出针头,用干棉球压迫止血。

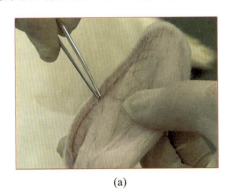
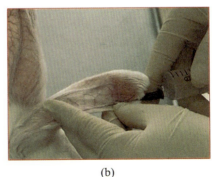

(a)   (b)

图 1.8 家兔耳缘静脉注射

注意:家兔耳缘静脉穿刺尽量从远心端开始进针,逐渐移向近心端,以尽量保留完好静
脉做重复穿刺,若需多次快速给药,可使用一次性静脉输液针。

(2) 小鼠与大鼠尾静脉注射。小鼠、大鼠多采用尾静脉注射给药。以小鼠为例,小鼠尾
部有三根静脉,两侧和背部各一根。将小鼠固定(可置于固定筒内,鼠尾外露),用酒精或二
甲苯棉球反复涂擦尾部,或将鼠尾在 40~50 ℃热水中浸泡 30 s,使其血管充分扩张。术者一

手拉住尾尖,选择一条扩张最明显的静脉,一手持注射器,将针头刺入血管,然后左手捏住针头和鼠尾,右手推入药液。如推注时阻力很大且局部变白,表明针头没有刺入血管,应拔针后重新穿刺。

2. 腹腔注射(ip)

腹腔注射吸收面积大,药物吸收快,是常用的给药方式之一。腹腔注射部位一般在下腹

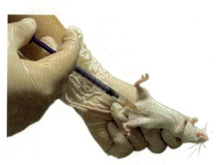

图1.9 小鼠腹腔注射法

部腹白线两侧,此处无重要器官。进行大鼠、小鼠等小动物腹腔注射时,术者一手抓取并固定动物后,使其腹部朝上,一手持注射器使针头与皮肤成45°角,从腹部向头方向刺入腹腔。刺入腹腔时,术者有抵抗力消失的感觉,再回抽注射器无回血、无尿液、无消化道内容物时,将药物注入腹腔,如图1.9所示。一次可注射量为 0.1~0.2 mL/10 g。进行大动物,如兔、猫、狗腹腔注射时,方法可参照小鼠腹腔注射,但应注意使动物仰卧,在腹部后1/3处略靠外侧,针头垂直刺入腹腔。

3. 皮下注射(ih)

皮下注射是将药物注射于皮肤和肌肉之间,适合于所有哺乳类动物。小鼠常选部位为背部皮下。皮下注射一般由两人合作完成,一人左手抓住小鼠头部皮肤,右手拉住鼠尾;另一人左手捏起背部皮肤,形成皮肤皱褶,右手持注射器,将针头刺入皱褶皮下,轻轻摆动针头,如易摇动则表明针尖在皮下,即可注入药液。如果一人操作,可将小鼠置于铁丝网上,左手抓小鼠,以拇指和食指捏起背部皮肤,右手持注射器刺入背部皮下。注射完毕,轻压进针部位,以防药液外溢。小鼠一次给药量为 0.1~0.2 mL/10 g。大动物皮下注射时需固定。为避免药液外溢,进针和退针要快。

4. 淋巴囊注射

蛙与蟾蜍有数个淋巴囊,注射药物易于吸收,适合全身给药。一般注射部位为胸、腹或股淋巴囊。由于蛙类的皮肤很薄,缺乏弹性,注射后药物易自针眼漏出,因此淋巴囊给药不能直接刺入。如胸淋巴囊注射时应将针头刺入口腔,由口腔底部组织穿过肌层进入胸部淋巴囊,再注入药物。一次注射量为每只 0.25~0.5 mL。

四、实验动物的麻醉方法

在急、慢性动物实验中,术前均应将动物麻醉。麻醉是为了在实验或手术过程中减少或消除动物的疼痛,保持其安静。麻醉动物时,应根据不同的实验要求和不同的实验动物选择适合的麻醉药和麻醉方法。

(一)实验动物常用麻醉方法

1. 注射麻醉

注射麻醉一般采用静脉注射和腹腔注射,给药方法和前述的"实验动物的常用给药途径和方法"相同。

静脉注射是全身麻醉的一种常用方法。静脉注射较适合兔、犬等静脉穿刺较方便的动

物。静脉注射麻醉速度快,没有明显的兴奋期,几乎立即生效,操作者容易控制麻醉深度,掌握用药剂量。静脉注射麻醉时,应将换算总药量的 1/3 快速给予,这样可以使动物快速度过麻醉兴奋期,剩下 2/3 缓慢推注,以防麻醉过度。在给药过程中要密切观察动物的呼吸情况,如呼吸过深过慢,则应暂停给药,并且随时检测动物的肌张力和痛觉反射,以判断麻醉深度,直至达到理想的麻醉深度。

2. 吸入麻醉

机能学实验常用的吸入麻醉剂是乙醚。乙醚可用于多种动物的麻醉,麻醉速度快,维持时间短,适合于时间较短的实验和手术。

麻醉小鼠、大鼠和家兔时,可将动物置于适当大小的玻璃罩中,再把 5～10 mL 乙醚浸过的脱脂棉或纱布铺于容器内,最好为透明容器,以利于观察,容器加盖。密切注意动物反应,尤其是呼吸变化,直到动物麻醉。一般 20～30 s 动物进入麻醉状态,然后可在一大小合适的烧杯内放入适量的乙醚棉球后,套于实验动物的头部,再进行实验操作,可延长麻醉时间。

乙醚麻醉注意事项:① 乙醚麻醉过程中,动物呼吸道黏膜受刺激而产生大量分泌物,易堵塞气管,导致窒息死亡。可在麻醉前 30 min 内给予阿托品,以减少呼吸道黏膜分泌物。② 乙醚吸入过程中动物挣扎,呼吸变化较大,乙醚吸入量不易掌握,应密切观察动物反应,以防麻醉过度而使动物死亡。

3. 局部麻醉

常用的局部麻醉药有普鲁卡因、利多卡因及丁卡因等。局部麻醉主要用于要求全身浅麻醉或动物清醒时减轻疼痛的实验。一般在手术部位做皮内注射或皮下组织浸润注射。

(二)麻醉效果的观察

动物的麻醉效果直接影响实验的进行和结果。如果麻醉过浅,动物则会因疼痛而挣扎,甚至出现兴奋状态,呼吸心跳不规则,影响观察;如果麻醉过深,则会使机体的反应性降低,甚至消失,更为严重的是抑制延髓的心血管活动中枢和呼吸中枢,使呼吸、心跳停止,导致动物死亡。因此,在麻醉过程中必须善于判断麻醉程度,观察麻醉效果。判断麻醉程度的指标有以下几点:

1. 呼吸

动物呼吸加快或不规则,说明麻醉过浅,可再追加一些麻醉药;若呼吸由不规则转变为规则且平稳,说明已达到麻醉深度;若动物呼吸变慢,且以腹式呼吸为主,说明麻醉过深,动物有生命危险,应立即停止给药。

2. 角膜反射

主要观察角膜反射或睫毛反射,若动物的角膜反射灵敏,说明麻醉过浅;若角膜反射迟钝,说明麻醉程度适宜;若角膜反射消失,伴瞳孔散大,则麻醉过深。

3. 肌张力

动物肌张力亢进,一般说明麻醉过浅;全身肌肉松弛,说明麻醉适宜。

4. 皮肤夹捏反应

麻醉过程中可随时用止血钳或有齿镊夹捏动物皮肤,若反应灵敏,则麻醉过浅;若反应消失,则麻醉程度合适。

总之,观察麻醉效果要仔细,上述四项指标要综合考虑。在静脉注射麻醉时还要边给药边观察。只有这样,才能获得理想的麻醉效果。如果用药量已经达到参考剂量而动物尚未达到理想的麻醉效果,可以缓慢补加麻醉药,直至达到麻醉效果,但补加剂量一般不超过参考剂量的1/5。

(三) 几种常用的麻醉药及其用法

1. 氨基甲酸乙酯

氨基甲酸乙酯又称乌拉坦,本药易溶于水,常配成20%或25%的注射液,常用于兔、犬、猫、大鼠等动物的麻醉。注射时可先快后慢,一次给药可维持4~5 h,麻醉过程较平稳,麻醉时对动物呼吸、循环无明显影响。但动物苏醒慢,麻醉深度和使用剂量较难掌握。

2. 巴比妥类

各种巴比妥类药物的吸收和代谢速度不同,其作用时间长短不一。用于动物实验的主要有三种:戊巴比妥钠、苯巴比妥钠和硫喷妥钠。其中最常用的是戊巴比妥钠,该药易溶于水,常配成3%~5%的注射液。此药产生作用快,持续时间为3~5 h。由静脉或腹腔给药。静脉注射时,前1/3剂量可快速推注,后2/3剂量则应缓慢注射,并密切观察动物的肌紧张状态、呼吸变化及角膜反射。动物麻醉后,常因麻醉药的作用以及肌肉松弛和皮肤血管扩张而致使体温缓慢下降,所以应设法保温,不使体温降至37 ℃以下。硫喷妥钠为黄色粉末,水溶液不稳定,需现用现配,常配成2%~4%的水溶液静脉注射,麻醉时间短,一次注射后维持时间为0.5~1 h,实验中常需补充给药。

3. 普鲁卡因

普鲁卡因为局部注射麻醉药。术前常用1%或2%水溶液注入手术部位皮下或肌肉,阻断神经纤维的传导,提高感受器官的感觉阈值,因而能够耐受手术操作。

4. 乙醚

乙醚为吸入性麻醉药,为无色、易挥发、有刺激性气味的液体,易燃易爆,应用时最好在通风橱中进行,并远离火源。乙醚可用于各种动物的麻醉,尤其是时间短的手术或实验,吸入后20~30 s开始发挥作用。其特点是麻醉深度易掌握、较安全、麻醉后苏醒快,但麻醉时有明显的兴奋现象,且对呼吸道黏膜有较强的刺激分泌作用,使黏液分泌增加,易阻塞呼吸道而发生窒息。

几种常用的麻醉药剂量和给药途径见表1.1。

表1.1 几种常用注射麻醉药的参考剂量和给药途径

| 药品名称 | 给药途径 | 剂 量 (mg/kg) | | | | |
		小鼠	大鼠	家兔	猫	犬
氨基甲酸乙酯	iv	-	-	1000	2000	1000~2000
	ip	1250	1250	1000	2000	1000~2000
戊巴比妥钠	iv	40~70	-	25~40	25~35	25~35
	ip	40~50	40~50	35~40	25~35	25~35
硫喷妥钠	iv	-	-	30~40	20~30	20~30
	ip	-	-	60~80	50~60	-
	im	50	50	60~80	50~70	100

（四）麻醉剂的选择

麻醉的目的是使动物在手术与实验中免除痛苦，保持安静，以使实验顺利进行。麻醉方法可分为局部麻醉和全身麻醉两种，后者为动物急性实验时采用。理想的麻醉剂应具备以下三个条件：

（1）麻醉完善，使动物完全无痛，麻醉时间能满足实验要求。

（2）对动物的毒性及所观察的指标影响最小。

（3）应用方便。

由于不同种属的动物对不同麻醉剂的敏感性不同，各种麻醉剂对动物生理机能的影响以及麻醉时间也不一样，故选用适当的麻醉剂对完成实验尤为重要。

（五）使用麻醉剂的注意事项

1．注意动物个体差异

不同的动物个体对麻醉剂的耐受性不同，在使用麻醉剂时，必须密切注意观察动物的状态，以决定麻醉药用量。麻醉的深浅，可根据呼吸的深度和频率、角膜反射的灵敏度、四肢和腹壁肌肉的紧张性以及皮肤夹捏反应等指标进行判断。当上述指标明显减弱或消失时，应立即停止给药。

另外，麻醉剂量往往与动物的种类、健康状况有关，如灰兔比大白兔抵抗力要强，妊娠兔对麻醉药的耐受量较小，如按常规剂量麻醉往往会过量，使用时应酌情减量。

2．注意给药速度

在采用静脉注射麻醉药时，注射速度应缓慢；或者将药量的前 1/3 快速注入，使其迅速度过兴奋期，药量的后 2/3 缓慢注入。如果没有十足把握，最好不要给全量，麻醉稍浅可追加药量，注射过速或用药过量易导致动物死亡。

3．注意麻醉剂的新鲜度

麻醉剂配制时间过久会发生絮状混浊，冷天有结晶沉淀产生，均不宜使用。后者经加热，结晶溶解还可使用。

4．注意补加麻醉剂的方法

当麻醉深度不够，动物出现挣扎、呼吸急促等反应时，可临时适当补加麻醉剂。一般每次补加剂量不宜超过参考剂量的 1/5。

5．注意体重与麻醉剂量的关系

麻醉前一定要先称量动物体重，然后严格按照参考剂量给药。

6．注意麻醉过量的处理

当麻醉过量时，动物呼吸慢而不规则，甚至呼吸停止，血压下降，心跳微弱或停止。此时应立即进行抢救，如进行人工呼吸和心脏按摩，必要时用苏醒剂。

五、实验动物安乐死术

急性动物实验结束后，应将动物及时处死。此外，因采用脏器、组织等特殊需要也常需处死动物。实验动物的处死方法因动物种类不同而异，无论采用哪一种方法，都应本着人道主义精神，使动物迅速死亡，以减少动物的痛苦。安乐死（euthanasia）指的是公众认可的以人道主义的方式处死实验动物的过程,即尽量减少动物在丧失意识之前的痛苦,使动物不产生疼痛、惊恐、挣扎、叫喊及其他不适表现,让动物没有惊恐或焦虑从而安静无痛苦地死亡。

(一) 大鼠和小鼠的处死方法

1. 颈椎脱臼法

颈椎脱臼法是将动物的颈椎脱臼,断开脊髓使动物致死。左手拇指与食指抓住颈后部,用力向下按鼠头,右手抓住鼠尾并用力向后上拉,将颈椎拉断脱臼,鼠立即死亡,如图 1.10 所示。

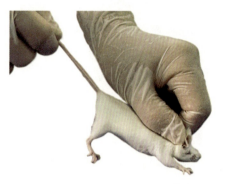

图 1.10   小鼠颈椎脱臼法

2. 断头法

给小鼠断头时,可用左手拇指和食指捏住小鼠的肩胛部固定。右手拿粗剪刀迅速将头剪断。给大鼠断头时,实验者应戴上棉手套,右手握住大鼠头部,左手握住背部,露出颈部,用粗剪刀将鼠头剪掉,鼠因断头和大出血而死,也可用特别的断头刀行断头术。

3. 吸入麻醉性药物致死法

将浸有乙醚或氯仿等的棉球连同小动物一起密封于玻璃容器内麻醉致死。

(二) 犬、兔、豚鼠的处死方法

1. 空气栓塞法

用注射器快速向动物静脉或心脏内注入一定量空气,造成广泛空气栓塞,动物可立即出现痉挛、死亡。一般注入空气的量,兔为 20～40 mL;犬为 80～120 mL。

2. 急性放血法

一次性从心脏抽取大量血液或自动脉(颈总动脉或股动脉)、静脉快速放血,可使动物快速致死。

3. 破坏延髓法

实验中如已暴露延髓,在处死动物时,可用器具将延髓破坏而使动物死亡。

4. 开放气胸法

将动物开胸,造成开放性气胸,使动物窒息死亡。

5. 化学药物致死法

常向实验动物静脉内快速注入化学药物,使实验动物全身血液循环严重障碍和缺氧而死。常用的化学药物有氯化钾溶液等。

(三) 蛙类的处死方法

常用金属探针经枕骨大孔破坏脑和脊髓。左手握住蟾蜍,使其腹部对着掌心,前肢拉直,用食指和中指夹住,拇指压住背部前端使其头前俯,右手持金属探针由蟾蜍枕骨大孔凹陷处垂直旋转刺入(两眼裂之后连线背侧近似等边三角形的顶角凹陷处为枕骨大孔,见图 1.11),向前进入颅腔,上下、左右搅动,以彻底捣毁脑组织;然后将金属探针退至枕骨大孔皮下,将针尖转向后刺入椎管中捣毁脊髓,蟾蜍呼吸、肌张力消失,四肢松软。

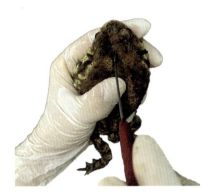

图 1.11　蟾蜍毁脑毁髓法

（倪　虹　马善峰）

第五节　常用实验仪器及实验器械

一、BL-420N 生物信号采集与处理系统

BL-420N 生物信号采集与处理系统,以下简称"BL-420N 系统"。该系统由计算机、BL-420N 系统硬件和 BL-420N 系统软件三部分组成,具有信息化多媒体展示功能;无纸化的实验报告管理功能;实验设备使用的自动记录、统计管理功能;可随实验数据存贮的实验环境使实验数据更客观可信;通道具有智能识别功能;物理通道的自动扩展功能。BL-420N 系统有多个通道信号输入接口,主要用于生物电信号、张力、压力及呼吸等生物非电信号的波形采集、显示、记录和处理等,从而分析生物机体在不同条件下所发生的机能变化。除此之外,该系统还具有电刺激器等多种功能,是机能实验教学的主要仪器设备(图 1.12、图 1.13)。

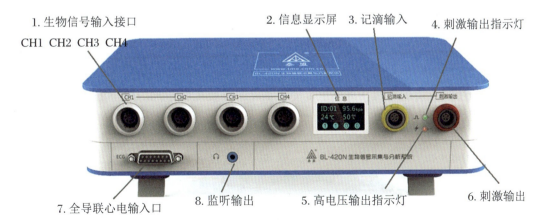

1.生物信号输入接口　　　　　2.信息显示屏　3.记滴输入　　4.刺激输出指示灯
CH1 CH2 CH3 CH4

7.全导联心电输入口　　　8.监听输出　　　5.高电压输出指示灯　　　6.刺激输出

图 1.12　BL-420N 系统硬件前面板

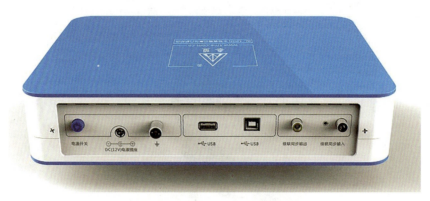

图 1.13　BL-420N 系统硬件后面板

二、HWS0601 无线人体生理信号采集系统

HPS-100 人体生理实验系统配套有人体生理信号无线连接器，可以将 HWS0601 无线人体生理信号采集器采集到的人体生理信号，如心电、血压、呼吸和血氧等信号传入系统进行显示和记录，连接示意图如图 1.14 所示。

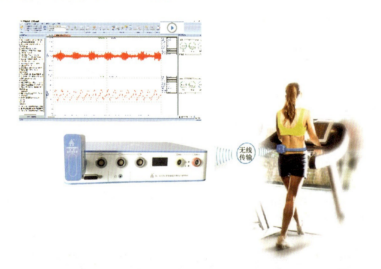

图 1.14　HPS-100 人体生理实验系统硬件与 HWS0601 连接示意图

HWS0601 无线人体生理信号采集系统由无线人体信号接收器、无线人体生理信号采集系统组成。系统具有在线采集和离线采集两种工作模式：在线采集模式由主机通过无线传输方式将采集到的人体信号发送给 HPS-100 人体生理实验系统，在计算机上实时显示；离线采集模式则是将人体信号记录到采集主机内部，形成 edf 格式文件，后期通过 USB 直接读取。

无线人体信号接收器是接收采集系统传输的无线信号的接收装置，使用时直接连接在 BL-420N 生物信号与采集系统的任意通道即可，如图 1.15 所示。

无线人体生理信号采集系统是一种可无线采集人体生理信号（如血压、血氧饱和度、心电、肺活量、脉搏等），并将信号无线传输至生物信号采集与分析系统中的可穿戴设备。系统采用电池供电，保障实验者的操作安全，并提供了在线和离线采集两种模式，如图 1.16 所示。

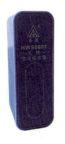

图 1.15　无线人体信号接收器

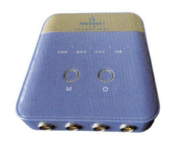

图 1.16　无线人体生理信号采集系统

三、人体生理实验附件

主要为通过接头连接无线人体生理信号采集系统的传感器等,有血压、呼吸、心电、血氧等几类。

1. 血压传感器

固定在受试者上臂,袖带下端在肘窝上方 2～3 cm 处。能够控制血压测量的开始和结束,并记录受试者柯氏音的变化规律。

2. 心电信号输入线

一体式三导联线,与无线人体信号采集系统相连,用于传递人体心电信号。

3. 呼吸传感器

用于测量人体呼吸信号的仪器。

4. 血氧传感器

血氧传感器是测定人体血液中的氧浓度即血氧饱和度的一种仪器,传感器由两只发光管和一只光电管组成,如图 1.17 所示。

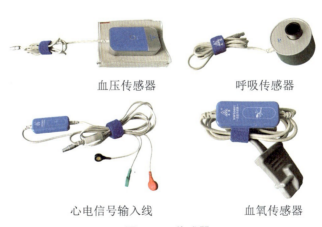

血压传感器　　　　　　　呼吸传感器

心电信号输入线　　　　　血氧传感器

图 1.17　传感器

（丁海虎　王其一）

四、常用手术器械

机能学实验常对动物进行手术,手术器械是施行手术必需的工具,因此识别和正确使用各种手术器械至关重要。现将常用的手术器械种类及使用方法简述如下(图 1.18)。

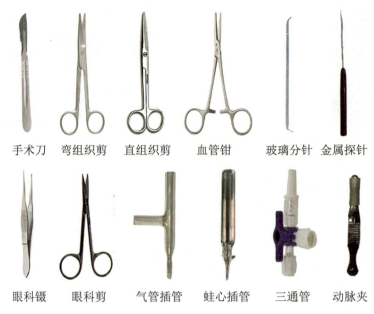

手术刀　弯组织剪　直组织剪　血管钳　　玻璃分针　金属探针

眼科镊　　眼科剪　　气管插管　蛙心插管　　三通管　　动脉夹

图 1.18　常用的手术器械

(一) 剪刀

1. 手术剪(组织剪)

手术剪有直、弯两型,又分圆头和尖头两种,用于剪肌膜、浅筋膜、神经和血管等软组织;也可用于剪手术线和气管。正确的执剪姿势如图 1.19 所示。

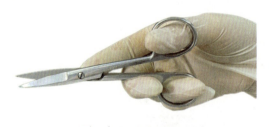

图 1.19　执剪姿势

2. 眼科剪

眼科剪常用于剪较小范围内的神经、血管、心包膜和输尿管等软组织。禁止用眼科剪剪线、毛发及骨组织等坚韧的结构。

3. 粗剪刀(普通剪刀)

粗剪刀可用于剪粗硬或坚韧的组织,如皮肤、蛙类骨骼与肢体等。

(二) 手术刀

手术刀用于切开皮肤和脏器等。其使用时,可根据操作的要求,选用适当的执刀手法,握持方法如图 1.20 所示。装卸刀片时,用止血钳夹持刀片前端背部,使刀片的缺口对准刀柄前部的刀棱,稍稍用力向后拉动即可装上。使用后,用止血钳夹持刀片尾端背部,用力提取刀片向前推即可卸下。传递手术刀时,传递者应握住刀柄和刀片衔接处的背部,将刀柄尾端送至术者的手里,不可将刀刃对着术者,以免误伤。

1. 执弓式

执弓式是一种常用的执刀方法,动作范围大而灵活,用于腹部、颈部和股部的皮肤切口。

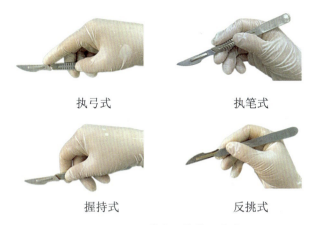

执弓式　　　　　　　　执笔式

握持式　　　　　　　　反挑式

图 1.20　四种常用的执刀方法

2．握持式

用于切口范围大、用力较大的操作,如截肢、切开较长的皮肤切口等。

3．执笔式

用力轻柔而操作精巧,用于小而精确的切口,如眼部手术、局部神经、血管和腹部皮肤小切口等。

4．反挑式

使用时安装适合的刀片,刀口朝上,常用于向上挑开组织,以避免损伤深部组织。

(三) 止血钳

止血钳有直钳、弯钳、有齿与无齿、大与小等多种规格。除用于夹住出血点外,无齿的止血钳也用于分离皮下组织、肌肉和腹膜等;有齿的止血钳可用于提起切口处的皮肤。正确的执钳姿势是:以一手的拇指和无名指分别插套在止血钳的两个握环内,中指紧靠在无名指前的环柄上,食指贴压在止血钳关节的开合处做依托,以便准确地改变和控制止血钳尖端的用力方向、角度、力量和稳定性。

(四) 手术镊

主要用于夹捏组织和提起切口处皮肤。手术镊有圆头与尖头、有齿与无齿、大与小等多

种规格。有齿镊用于夹持皮肤、韧带等坚韧的组织;无齿镊用于夹持较脆弱的组织,如血管、神经、筋膜等;眼科镊用于夹持细微结构的软组织。正确的执镊姿势如图 1.21 所示。

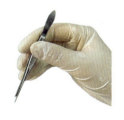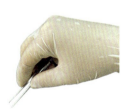

(五) 其他

1．金属探针

用于破坏蛙的脑和脊髓。

2．玻璃分针

用于分离神经和血管等组织。

图 1.21　执镊姿势

3．蛙心夹

用于蛙心舒缩活动的描记。使用时,以其一端夹在心尖处,另一端用丝线连接于张力换能器的梁臂上。

4．蛙板

木质蛙板用于固定蛙类,使用时用蛙钉将蛙前后肢钉在蛙板上,以便解剖操作。玻璃蛙板用于蛙离体组织器官制备,如坐骨神经标本制备等。有的蛙板中央有一圆孔,将蛙的肠系膜覆盖在圆孔上,通过显微镜可观察微循环。

5．动脉夹

用于血管插管前阻断动脉血流。

6．气管插管

气管插管一般为"Y"形管。急性动物实验时插入气管插管,以保证呼吸畅通,一端接呼吸换能器,可记录呼吸运动。

7．插管

用粗细不同的塑料管制成,分别为动脉、静脉和输尿管插管。动脉插管在急性动物实验时插入动脉,另一端接压力换能器以记录血压。静脉插管插入静脉后固定,以便于记录静脉压或在实验过程中随时通过插管向动物体内注射药物。输尿管插管一端插入输尿管,主要用于导尿,另一端记录尿量。

8．三通管

可按实验需要改变液体流动方向,以便输液、给药或描记血压。可将三个通道中的任何两个通道口连通,另一个不通,也可使三个通道同时都通或都不通。如图1.22所示。

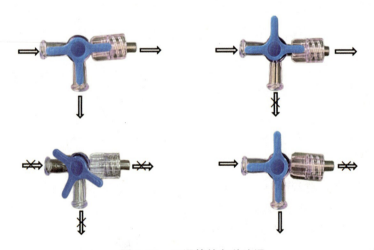

图1.22　三通管的各种连通

9．一次性使用静脉输液针

常用于家兔耳缘静脉给药,一般选择7号针头,与注射器连接使用。进针时针头与皮肤成$10°$～$15°$夹角刺入耳缘静脉。注意,使用前需要排尽空气,推注药液后需用生理盐水助推,以免药液残留在管腔内。

(倪 虹 高 琴)

第二章　系统解剖学实验

运 动 系 统

实验一　骨　学

一、实验目的

（1）掌握：骨的构造和分类。

（2）熟悉：各部骨的名称。

二、实验内容

（一）骨的分类

根据形态分为四种。

1．长骨（long bone）

多见于四肢，有一体两端，如肱骨、股骨。

2．短骨（short bone）

多见于负重和运动较灵活的部位，如腕骨、跗骨。

3．扁骨（flat bone）

板状，参与围成体腔，如顶骨、肋骨。

4．不规则骨（irregular bone）

见于颅底、面颅、脊柱等处，如椎骨、颞骨、上颌骨。

（二）骨的构造

由外向内依次为骨膜、骨质和骨髓。

1．骨膜（periosteum）

致密的纤维结缔组织构成的膜，覆于除关节面以外的骨表面。

2．骨质（sclerotin）

骨质是骨的主要成分，由外部的骨密质和内部的骨松质构成。

3．骨髓（bone marrow）

充填于骨髓腔和骨松质间隙内，有红骨髓和黄骨髓两类。

（三）中轴骨

包括躯干骨和颅骨。

1. 躯干骨

共 51 块，包括椎骨 24 块（颈椎 7 块、胸椎 12 块、腰椎 5 块）、1 块骶骨、1 块尾骨、肋骨 24 块（12 对）、胸骨 1 块。

（1）椎骨（vertebra）：分为前方柱形的椎体和后方板状的椎弓。椎体是椎骨负重的主要部分。椎弓分为椎弓根和椎弓板两部分，椎弓根上、下缘各有一切迹，相邻椎骨的上、下切迹参与构成椎间孔。椎弓板上发出 7 个突起（图 2.1），分别是横突一对、上关节突一对、下关节突一对和一个棘突。椎体和椎弓围成椎孔（图 2.1），各椎骨的椎孔连成椎管，内有脊髓及其被膜。

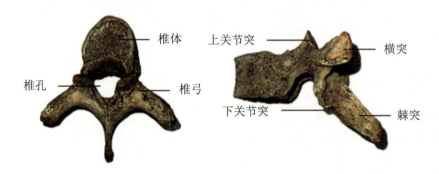

图 2.1　胸椎

（2）骶骨（sacrum）：由儿童期的 5 块骶椎融合而成，呈三角形（图 2.2）。

（3）尾骨（coccyx）：由儿童期的 3～4 块退化的尾椎融合而成。

（4）胸骨（sternum）：长形扁骨，上宽下窄。自上而下分为胸骨柄、胸骨体和胸骨剑突 3 个部分。在胸骨柄和胸骨体相接处的突起称为胸骨角，其两侧连接第 2 肋软骨，是计数肋的重要骨性标志（图 2.3）。

（5）肋骨（costal bone）：第 1～7 对肋直接与胸骨相连结，称为真肋。第 8～10 对肋不直接与胸骨相连结，称为假肋。第 8～10 对肋骨借助软骨与上位软骨连结，形成肋弓，第 11 和 12 对肋前段游离在腹壁中，称为浮肋。

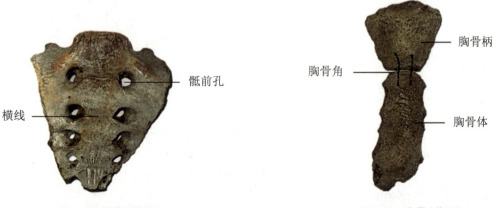

图 2.2　骶骨（前面）　　　　　　　　**图 2.3　胸骨（前面）**

2. 颅骨

由23块形状不一的扁骨和不规则骨组成,包括脑颅8块,面颅15块。

（1）脑颅(neurocranium)：位于后上部,组成颅腔,容纳脑,对脑有保护、支持作用。包括成对的颞骨、顶骨和不成对的额骨、筛骨、蝶骨、枕骨。由蝶、顶、额、颞四骨汇合成"H"形缝(图2.4),称为翼点,是颅骨在颞区的薄弱处,深面有脑膜中动脉前支通过。

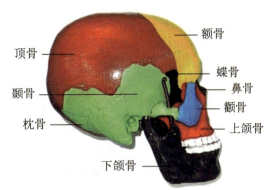

图2.4　颅骨(侧面)

（2）面颅(viscerocranium)：位于前下部,组成面部支架,保护和支持感觉器官,同时也是消化系统和呼吸系统的起始部。包括成对的上颌骨、腭骨、颧骨、鼻骨、泪骨、下鼻甲和不成对的下颌骨、犁骨、舌骨。

（3）鼻旁窦(paranasal sinuses)：位于鼻腔周围的含气骨腔,与鼻腔相通,共有4对,分别是上颌窦、额窦、蝶窦、筛窦。上颌窦位于上颌骨体内,开口于中鼻道,窦口高于窦底,直立位时不易引流。额窦位于额骨眉弓的深面,开口于中鼻道前部。蝶窦位于蝶骨体内,开口于蝶筛隐窝。筛窦位于筛骨迷路内,分前、中、后三群,前群和中群开口于中鼻道,后群开口于上鼻道。

（4）新生儿颅：胎儿时期脑和感觉器发育较呼吸系统和消化系统早,故脑颅大于面颅,面颅短,鼻旁窦未发育,口、鼻很小。颅顶各骨尚未发育完全,骨缝间隙充满结缔组织膜,多骨交接处间隙较大,为膜封闭,称为颅囟。前囟为额骨和双侧顶骨之间的骨缝,呈菱形,生后1~2岁闭合。后囟为双侧顶骨和枕骨之间的骨缝,呈三角形,生后不久闭合。

（四）附肢骨

包括上肢骨和下肢骨。

1. 上肢骨

单侧上肢骨共32块,由2块上肢带骨和30块自由上肢骨组成。

（1）上肢带骨

① 锁骨(clavicle)：呈"～"形长骨,横于颈胸交界处,有胸骨端和肩峰端两端。

② 肩胛骨(scapula)：呈三角形扁骨,位于胸廓的后面。上角平对第2肋高度,下角平对第7肋或第7肋间隙,外侧角有梨形关节面,称关节盂(图2.5)。

（2）自由上肢骨

① 肱骨(humerus)：长骨,一体两端。上端为肱骨头。在肱骨体后面有一条自内上方斜向外下方的浅沟,称为桡神经沟。下端内侧突起称为内上髁,其后下方有尺神经沟,其外下方为肱骨滑车。下端外侧突起称为外上髁,其内下方为肱骨小头。下端后面有一深窝,称为鹰嘴窝(图2.6)。

② 桡骨(radius)：长骨,上端为桡骨头,环状关节面。下端有桡骨茎突,尺切迹,腕关节面(图2.7)。

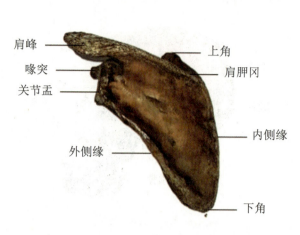

图 2.5　左肩胛骨(后面)

图 2.6　右肱骨(后面)

③ 尺骨(ulna)：长骨，上端为鹰嘴，下端有尺骨头和尺骨茎突(图 2.7)。

④ 腕骨(carpal bones)：属于短骨，共 8 块，在腕部排成两列，自桡侧向尺侧，近侧列为手舟骨、月骨、三角骨和豌豆骨，远侧列为大多角骨、小多角骨、头状骨和钩骨。

⑤ 掌骨(metacarpal bones)：属于长骨，共 5 块。

⑥ 指骨(phalanges of fingers)：属于长骨，共 14 块。

2. 下肢骨

单侧下肢骨包括下肢带骨 1 块和自由下肢骨 30 块。

(1) 下肢带骨：髋骨(hip bone)(图 2.8)，属于不规则骨，由髂骨(ilium)、坐骨(ischium)和耻骨(pubis)融合而成，在三骨会合处的外侧面有髋臼，耻骨和坐骨围成闭孔。

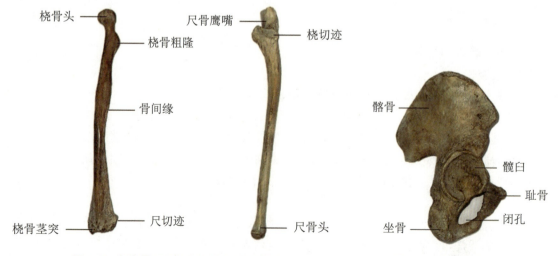

图 2.7　左桡骨(后面)和左尺骨(外侧面)

图 2.8　右髋骨(外侧面)

(2) 自由下肢骨

① 股骨(femur)：全身最粗大的长骨，其长度约为身高的 1/4。股骨上端为股骨头，下外侧稍细处为股骨颈(图 2.9)，颈与体相交成约 130°的角。股骨下端向后突出为内侧髁和外

侧髁。

② 髌骨(patella)：人体最大籽骨，位于膝关节前方。

③ 胫骨(tibia)：呈三棱柱状，为承重的粗大长骨。上端为内、外侧髁在上端前面的粗糙隆起，称为胫骨粗隆。胫骨下端为下关节面，与距骨相关节。内侧份向下伸出的突起称为内踝(图2.10)。

④ 腓骨(fibula)：位于胫骨后外方的细长长骨，腓骨上端为腓骨头，下端为外踝(图2.10)。

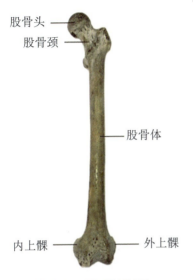

图 2.9　左股骨(前面)

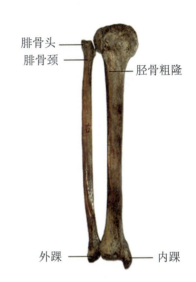

图 2.10　右胫骨和右腓骨(前面)

⑤ 跗骨(tarsal bones)：7块，属于短骨。后列下方为跟骨、上方为距骨，中列为足舟骨，前列自内侧向外侧为内侧楔骨、中间楔骨、外侧楔骨及跟骨前方的骰骨。

⑥ 跖骨(metatarsal bones)：5块。

⑦ 趾骨(phalanges of toes)：14块。

三、思考题

(1) 名词解释：骨膜、红骨髓、椎孔。

(2) 简述椎骨的一般形态。

解剖学巨匠——安德烈·维萨里

安德烈·维萨里，这位划时代的解剖学家，以其对医学领域的卓越贡献永远地改变了人们对人体构造的认识。他的生平充满了对知识的追求和对真理的坚持，成为了后世学者们的楷模。

1514年，维萨里出生于布鲁塞尔的一个医学世家，自幼受到家庭环境的熏陶，他对医学产生了浓厚的兴趣。他广泛涉猎古典文献，并逐渐意识到其中关于人体解剖的描述存在诸多不准确之处。1533年，维萨里进入帕多瓦大学学习医学。在这里，他接触到了更为先进的医学理论和实践技能。然而，他很快发现，即便是当时最权威的医学教材，也存在着对解剖学的诸多误解。为了寻求真理，维萨里开始致力于人体解剖的研究。1537年，维萨里获得了医学博士学位,并开始了他的解剖学研究生涯。他亲自进行解剖实验,仔细观察并记录人体的各个部分。1543 年,维萨里发表了他的杰作《人体构造》,这部著作以精确的插图和详细的文字描述了人体的骨骼、肌肉、血管、神经等各个部分。这部著作的问世,彻底改变了人们对人体内部结构的认知,成为医学史上的一座里程碑。

实验二 关 节 学

一、实验目的

(1) 掌握:中轴骨连结的组成;上、下肢骨连结的组成。

(2) 熟悉:各关节的名称。

二、实验内容

(一) 中轴骨连结

1. 脊柱(vertebral column)

位于背部正中,由 24 块椎骨、1 块骶骨、1 块尾骨及相关的韧带、椎间盘及关节突关节组成,可作屈伸、侧屈、旋转、环转运动,具有支持、保护及运动的功能。

(1) 椎骨间的连结:相邻椎体之间有椎间盘,椎体前后分别由前纵韧带和后纵韧带附着。相邻椎弓板之间由黄韧带附着。相邻棘突之间由前向后依次为棘间韧带、棘上韧带和项韧带附着。脊柱上连枕骨,第 1 颈椎与枕骨形成寰枕关节,下端与两侧髋骨共同围成骨盆。

(2) 椎间盘(intervertebral disc):连结相邻两个椎体的纤维软骨盘,其外部为纤维环,内部为柔软而富有弹性的髓核。椎间盘使相邻的椎体连结紧密,因其外部纤维环致密而内部髓核富有弹性,故可承受外界压力和自身重力,减缓冲击以保护脑和脊髓,同时有利于脊柱向各个方向运动。纤维环的后份最薄,当长期压迫至其破裂时,髓核可从后外侧脱出,突入椎管或椎间孔,产生压迫脊神经病症,即椎间盘突出症。

(3) 脊柱的整体观:① 前面观:椎体和椎间盘自上而下逐渐增大。② 后面观:各部棘突的形态不同。③ 侧面观:四个生理性弯曲,分别为颈曲、胸曲、腰曲、骶曲。

2. 胸部的连结

12 个胸椎、12 对肋和 1 块胸骨连结构成胸廓。胸廓可以保护胸腹腔脏器,同时参与呼吸运动。

(1) 肋椎关节:包括肋头关节和肋横突关节。

(2) 肋与胸骨的连结:第 1 肋与胸骨柄之间为软骨结合;第 2～7 肋软骨与胸骨肋切迹构成胸肋关节;第 8～10 肋软骨依次与上位肋软骨相连,组成肋弓;第 11～12 对肋游离于腹壁肌层之中。

(3) 胸廓的整体观:近似圆锥形,前后径小于横径。

3. 颅骨的连结

各颅骨之间大多以缝或软骨结合,仅下颌骨与颞骨构成颞下颌关节。颞下颌关节由下颌头及颞骨的下颌窝和关节结节构成。关节面覆盖纤维软骨,关节囊松弛,关节囊内有关节盘,将关节腔分成上下两部。囊的外侧有韧带加强。颞下颌关节属联动关节,可作张口、闭口、前伸、后退及侧方运动。

(二)上肢骨连结

1. 上肢带骨的连结

(1)胸锁关节:由锁骨胸骨端与胸骨的锁骨切迹、第1肋软骨构成。

(2)肩锁关节:由肩峰与锁骨肩峰端构成。

(3)喙肩韧带:连结于喙突与肩峰之间,它与肩峰、喙突共同构成喙肩弓,架于肩关节上方,有防止肱骨头向上脱位的作用。

2. 自由上肢骨的连结

(1)肩关节(shoulder joint):全身最灵活的关节,由肱骨头和肩胛骨关节盂构成(图2.11),属于球窝关节。肩关节肱骨头大,关节盂浅小,周围有关节唇加深关节窝,关节囊薄而松弛,前、后、上方有韧带和肌腱加强,下壁薄弱,易致前下方脱位,肱二头肌长头腱穿过关节囊。因为是球窝关节,故可作屈伸、收展、旋转和环转运动。

(2)肘关节(elbow joint):肘关节属复关节,由肱尺关节、肱桡关节、桡尺近侧关节三部分组成(图2.12)。肘关节囊前、后壁薄而松弛,两侧有桡、尺侧副韧带和桡骨环状韧带加强。可以作屈伸运动。

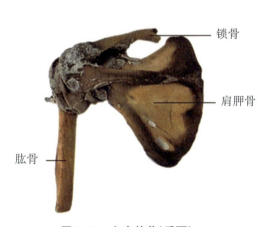
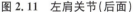

图 2.11　左肩关节(后面)

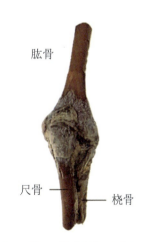

图 2.12　右肘关节(后面)

(3)前臂骨间的连结:① 桡尺近侧关节:桡骨环状关节面与尺骨的桡切迹构成。② 前臂骨间膜:连结桡骨、尺骨骨干的坚韧纤维膜,当前臂处于旋前旋后的中间位时,骨间膜最紧张,宽度最大。③ 桡尺远侧关节:由桡骨的尺切迹与尺骨头的环状关节面构成。桡尺近侧关节和桡尺远侧关节是联合车轴关节,可作前臂的旋前和旋后运动。

(4)桡腕关节:椭圆关节,桡骨下端腕关节面、尺骨下方的关节盘和手舟骨、月骨、三角骨构成(图2.13)。关节囊松弛,四周有韧带加强,关节囊内有关节盘。可作屈伸、收展、环转运动。

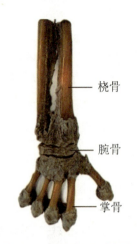

图 2.13　右腕关节(后面)

桡骨

腕骨

掌骨

（5）腕掌关节：属微动关节,但拇指的腕掌关节为鞍状关节,能作屈伸、收展、对掌及环转运动。

（三）下肢骨连结

1．下肢带骨的连结

（1）骨盆：左髋骨、右髋骨、骶尾骨及骶髂关节、耻骨联合、骶结节韧带和骶棘韧带围成。骨盆以骶骨岬、弓状线、耻骨梳、耻骨结节和耻骨联合上缘构成的界线为标志,分为大骨盆和小骨盆。

（2）骶结节韧带和骶棘韧带：连结骶骨、尾骨和髋骨,与坐骨大、小切迹围成坐骨大孔和坐骨小孔。

2．自由下肢骨的连结：

（1）髋关节(hip joint)：为球窝关节,由股骨头与髋臼构成。髋臼边缘有髋臼唇加深关节窝,使股骨头深嵌于窝内。关节囊坚厚,一端附于髋臼周缘,另一端达股骨颈,在前壁包绕股骨颈的全长,而后壁仅包绕股骨颈内侧 2/3。髋关节有强健的髂股韧带,限制髋关节过伸。在关节囊内有股骨头韧带,髋臼横韧带。可作多轴运动。

（2）膝关节(knee joint)：人体最大、最复杂的关节,为屈戌关节,由股骨内、外侧髁,胫骨内、外侧髁以及髌骨构成。膝关节的关节囊坚韧,韧带多,囊内有前、后交叉韧带,囊外韧带在前方有髌韧带,内侧有胫侧副韧带,外侧有腓侧副韧带,后方有腘斜韧带。关节腔内有两块半月板,外侧半月板呈"O"形,内侧半月板较大,呈"C"形,其周缘与胫侧副韧带紧连。膝关节的运动主要为屈伸,在屈膝时由于侧副韧带松弛,稍可作小范围的旋转运动。

（3）踝关节(ankle joint)：也称距小腿关节,属于屈戌关节,由胫、腓骨下端和距骨滑车构成。关节面前宽后窄,关节囊前后松弛,两侧有侧副韧带加强。因足与手的方向相反,故足尖向上运动称为背屈,足尖向下运动称为跖屈。

（4）跗骨间关节(intertarsal joint)：主要包括距跟关节、距跟舟关节和跟骰关节。距跟关节和距跟舟关节在机能上为联合关节,可使足内翻和外翻。

（5）足弓(instep)：由跗骨、跖骨及足底的韧带、肌腱共同组成凸向上方的弓,可以保护足底的血管、神经免受压迫。足弓具有弹性,可缓冲震荡,使重力分散到足跟、第 1 跖骨头和第 5 跖骨头三点,以保证直立时足底着地支持的稳定性。

三、思考题

（1）名词解释:旋前、肋弓、足弓。

（2）简述肩关节的构成。

（3）简述椎间盘的形态和构造。

实验三　肌　　学

一、实验目的

(1) 掌握:各部骨骼肌的名称。

(2) 熟悉:各部骨骼肌的分布。

二、实验内容

(一) 头肌

1. 面肌

包括颅顶肌、眼轮匝肌、口周围肌和鼻肌。

2. 咀嚼肌(masticatory muscle)

包括咬肌、翼内肌、颞肌和翼外肌。

(二) 颈肌

1. 颈浅肌和颈外侧肌

包括颈阔肌(platysma)、胸锁乳突肌(sternocleidomastoid)。

2. 颈前肌

包括舌骨下肌群和舌骨上肌群。

3. 颈深肌

(1) 外侧群:包括前斜角肌、中斜角肌和后斜角肌。前、中斜角肌与第1肋之间的空隙称为斜角肌间隙,内有臂丛神经及锁骨下动脉通过。

(2) 内侧群:椎前肌。

(三) 背肌

1. 背浅肌

位于躯干背面浅层,主要有斜方肌、背阔肌、肩胛提肌和菱形肌等。

(1) 斜方肌(trapezius):位于项部和背上部,自枕骨、颈、胸椎棘突至肩胛冈、肩峰及锁骨肩峰端。有耸肩、使肩胛骨向中线靠拢的作用。

(2) 背阔肌(latissimus dorsi):位于背下部,自脊柱下半段的棘突、髂嵴至肱骨小结节嵴。有使肩关节后伸、内收和旋内的作用。

2. 背深肌

在脊柱两侧,主要的背深肌为骶棘肌,又称竖脊肌,是背肌中最长、最大的肌,纵行于脊柱沟内,自骶骨、髂嵴后部至肋骨、颞骨乳突。可使脊柱后伸和仰头。

（四）胸肌

1. 胸上肢肌

起自胸廓外面,止于上肢带骨或肱骨,包括胸大肌、胸小肌和前锯肌。

（1）胸大肌:位于胸廓前、上部浅层,自锁骨的内侧半、胸骨和上部肋软骨至肱骨大结节嵴(图2.14)。使肱骨内收、旋内、前屈,提肋助吸气的作用。

（2）胸小肌:位于胸大肌的深部,自3～5肋至肩胛骨喙突。拉肩胛骨向前下方,提肋助吸气。

（3）前锯肌:贴在胸廓的侧壁,自上9肋至肩胛骨的脊柱缘。拉肩胛骨靠拢胸廓,提肋助吸气。

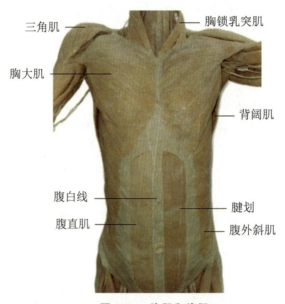

图2.14　胸肌和腹肌

2. 胸固有肌

参与胸壁的构成,位于11个肋间隙内,有肋间内肌和肋间外肌等。

（1）肋间外肌:位于肋间隙浅层,纤维自后上向前下,在肋间隙前部呈膜性,提肋有助于吸气。

（2）肋间内肌:在肋间外肌的深面,纤维向内上方,在肋角以后呈膜性,降肋有助于呼气。

（五）膈肌

膈肌(diaphragm)位于胸腹腔之间,构成胸腔底和腹腔顶,为重要的呼吸肌,与腹肌共同收缩,可增加腹内压。膈上有三个裂孔,具体如下:

1. 主动脉裂孔

在第12胸椎前方,有主动脉、胸导管通过。

2. 食管裂孔

平第 10 胸椎高度,在中心腱后缘附近,有食管、迷走神经通过。

3. 腔静脉孔

平第 8 胸椎高度,在中心腱上,有下腔静脉通过。

(六) 腹肌

腹肌(abdominal muscle)位于胸廓下缘与骨盆之间,参与构成腹壁,分前外侧群和后群。

1. 腹前外侧群

包括腹外斜肌、腹内斜肌、腹横肌和腹直肌(图 2.14)。

2. 后群

包括腰方肌和腰大肌。

(七) 上肢肌

1. 上肢带肌

起自上肢带骨,止于肱骨,作用于肩关节,并增强肩关节的稳固性。包括三角肌、冈上肌、冈下肌、小圆肌、大圆肌和肩胛下肌。

2. 臂肌

臂肌主要运动肘关节和肩关节,分前后两群。前群为屈肌,包括肱二头肌、喙肱肌和肱肌;后群为伸肌,只有 1 块肱三头肌。

(1) 肱二头肌(biceps brachii):位于上臂前面,肌腹呈梭形,有长、短二头。长头以腱起自肩胛骨盂上结节,通过肩关节囊,经结节间沟穿出,短头起于喙突,两头移行为肌腹,向下止于桡骨粗隆。主要作用为屈肘关节并使前臂旋后。

(2) 肱三头肌(triceps brachii):位于上臂后面,起端有 3 个头,3 个头在下方以一共同腱止于尺骨鹰嘴,作用为伸肘关节。

3. 前臂肌

位于桡、尺骨的周围,分前、后两群,共 19 块,多数为具有长肌腱的长肌,肌腹位于近侧,细长的腱位于远侧,故前臂的上半部膨隆,而下半部逐渐变细。

(1) 前群主要为屈腕、屈指及前臂旋前的肌肉,位于前臂的前面及内侧,共 9 块,分四层排列:第一层 5 块,由外侧至内侧依次为肱桡肌、旋前圆肌、桡侧腕屈肌、掌长肌、尺侧腕屈肌;第二层 1 块,为指浅屈肌;第三层 2 块,为拇长屈肌和指深屈肌;第四层 1 块,为旋前方肌。

(2) 后群主要为伸腕、伸指及使前臂旋后的肌肉,位于前臂的后面及外侧,共有 10 块,分两层排列:浅层 5 块,以伸肌总腱起自肱骨外上髁,自外侧向内侧为桡侧腕长伸肌、桡侧腕短伸肌、指伸肌、小指伸肌、尺侧腕伸肌;深层有 5 块依次为旋后肌、拇长展肌、拇短伸肌、拇长伸肌、示指伸肌。

4. 手肌

(1) 外侧群:位于手掌拇指侧,构成隆起称鱼际,使拇指展、屈、对掌、内收。

(2) 内侧群:位于手掌小指侧,形成的隆起称小鱼际,作用于小指。

（3）中间群：位于掌心，包括 4 块蚓状肌和 7 块骨间肌。

（八）下肢肌

1. 髋肌

起自骨盆，跨过髋关节，止于股骨的近侧部，分前、后两群。

（1）前群：包括髂腰肌和阔筋膜张肌。

（2）后群：包括臀大肌、臀中肌、臀小肌、梨状肌、闭孔内肌、股方肌和闭孔外肌。

2. 大腿肌

（1）前群：位于股骨前面，包括缝匠肌和股四头肌（图 2.15）。

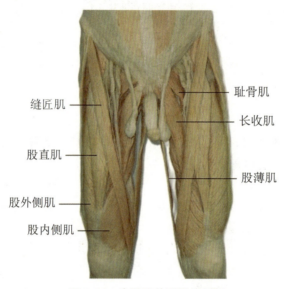

图 2.15　大腿肌前群及外侧群

① 缝匠肌（sartorius）：在大腿前面及内侧，为全身最长的肌肉，呈扁带状，起自髂前上棘至胫骨上端内侧面。屈髋、屈膝关节。

② 股四头肌（quadriceps femoris）：有 4 个头，股直肌起自髂前下棘，股内侧肌起自股骨粗线内侧唇，股外侧肌起自股骨粗线外侧唇，股中间肌在股直股深面，起自股骨干前面。4 个头向下形成髌腱，包绕髌骨续为髌韧带，止于胫骨粗隆。伸膝、屈髋关节。

（2）内侧群：位于大腿的内侧，内收、旋外髋关节，起自闭孔周围的骨面，止于股骨粗线，分层排列。浅层 3 块，深层 2 块，自外侧向内侧依次为耻骨肌、长收肌、股薄肌、短收肌和大收肌（图 2.15）。

（3）后群：位于大腿的后面，包括股二头肌、半腱肌和半膜肌，共同起于坐骨结节，跨过髋、膝关节后方，止于小腿骨上端。

3. 小腿肌

小腿肌运动膝、踝以及足部关节，分 3 个群：

（1）前群：自内侧向外侧为胫骨前肌、踇长伸肌、趾长伸肌。

（2）外侧群：有跖屈踝关节和使足外翻的作用，包括腓骨长肌和腓骨短肌。

（3）后群：分为浅、深两层，浅层有腓肠肌（gastrocnemius）和比目鱼肌（soleus）。深层自内侧向外侧有趾长屈肌、胫骨后肌、踇长屈肌,在膝关节后面还有腘肌。

4. 足肌

包括足背肌、足底肌内侧群、足底肌外侧群和足底肌中间群。

三、思考题

(1) 名词解释:斜角肌间隙、腘窝、咀嚼肌。

(2) 简述前臂前群由哪些骨骼肌组成。

消 化 系 统

实验四 消 化 道

一、实验目的

(1) 掌握:① 口腔的境界及分部;牙、舌的形态及构造。② 咽、食管、胃的位置和形态。③ 十二指肠的位置、形态和分部;空、回肠的位置、形态。④ 盲肠的位置及形态特征;结肠的分部及形态构造;直肠和肛管的位置及形态。

(2) 熟悉:① 舌肌的配布和功能。② 咽的三个分部。③ 食管的三处狭窄。

(3) 了解:① 空、回肠的特点。② 阑尾的位置、形态及体表投影。

二、实验内容

消化系统整体观如图 2.16 所示。

(一) 口腔(oral cavity)

1. 口腔的境界及分部

(1) 口腔的境界

① 前壁:上、下唇。

② 侧壁:颊,在上颌第 2 磨牙牙冠的颊黏膜上有腮腺管乳头。

③ 上壁:硬腭(图 2.17)占前 2/3,软腭占后 1/3,其后部向下后倾斜,称为腭帆。腭帆的后缘游离,中央有一突起,称腭垂或悬雍垂。

④ 下壁:封闭口腔底的肌肉、黏膜和舌。

(2) 口腔的分部

口腔借上、下牙弓和牙龈分成口腔前庭和固有口腔。由腭垂、腭帆游离缘、腭舌弓和舌根共同围成咽峡,是口腔和咽的分界处。

2. 牙的形态及构造

牙(teeth)是人体内最坚固的器官,镶嵌在上、下颌骨的牙槽内,可分为切牙、尖牙、前磨牙和磨牙四种。

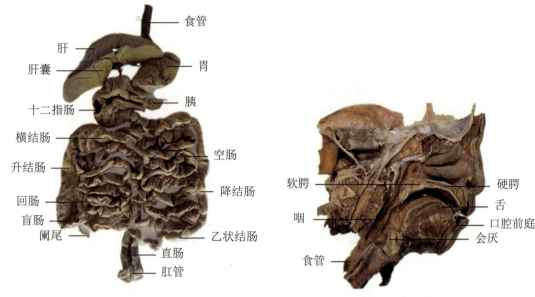

图 2.16　消化系统整体观（口腔和咽除外）　　　　图 2.17　头颈部正中矢状切面

（1）牙的形态：分为牙冠、牙根和牙颈三部分。

（2）牙周组织：牙周膜、牙槽骨和牙龈三者合称为牙周组织，对牙有保护、固定和营养作用。

（3）牙的构造：由牙质、牙釉质、牙骨质和牙髓构成。

3. 舌的形态及构造

（1）舌的形态：上面称舌背，有界沟，沟后为舌根，沟前为舌体，体的前端为舌尖。沟的尖端为舌盲孔。下面有舌系带、舌下阜、舌下襞。

（2）舌的构造：舌为肌性器官，外表覆以黏膜。舌肌是横纹肌，分为两部分。

① 舌内肌：起止均在舌内，收缩时改变舌的形状。

② 舌外肌：起于舌外，止于舌内，收缩时改变舌的位置，包括颏舌肌、茎突舌肌和舌骨舌肌。

③ 舌黏膜：舌体部黏膜有微小突起称舌乳头，包括丝状乳头、菌状乳头、叶状乳头和轮廓乳头。除丝状乳头外，其他乳头的黏膜上皮中含有味蕾，是味觉感受器。

（二）咽（pharynx）

1. 咽的位置

咽是消化道与呼吸道的共同通路，位于鼻腔、口腔和喉之间，脊柱前方，上起自颅底，下平第 6 颈椎下缘。

2. 咽的形态

前后较窄扁的漏斗形的肌性（横纹肌）管道，几乎没有前壁。

3. 咽的分部

以软腭和会厌为界分为鼻咽、口咽和喉咽。

① 鼻咽：位于鼻腔之后，软腭的后上方，向前经鼻后孔与鼻腔相通，向下通口咽。鼻咽

的两侧壁,各有一咽鼓管咽口,向外侧借咽鼓管通入鼓室。

②　口咽:介于软腭与会厌上缘平面之间,向前经咽峡与口腔相通。

③　喉咽:位于会厌上缘平面至环状软骨下缘平面之间,向下续食管。其前壁为喉的入口。在喉口的两侧与甲状软骨内面之间的深窝,称为梨状隐窝,吞咽的异物容易停留在窝内。

(三) 食管(esophagus)

1.食管的位置

食管位于第 6 颈椎椎体下缘与咽相接,在脊柱前方,穿过膈的食管裂孔入腹腔,下端约平对第 11 胸椎椎体高度,连接胃的贲门。

2.食管的分段和生理性狭窄

食管全程分颈、胸、腹三段,其中胸段最长、腹段最短。

(1) 第一个狭窄部:食管起始部,平第 6 颈椎下缘,距中切牙约 15 cm。

(2) 第二个狭窄部:在与左支气管交叉处。平第 4~5 胸椎之间高度,距中切牙约25 cm。

(3) 第三个狭窄部:在穿过食管裂孔处,平第 10 胸椎高度,距中切牙约 40 cm。

(四) 胃(stomach)

1.胃的位置

在中度充盈时,胃大部分位于左季肋区,小部分位于腹上区。

2.胃的形态

胃呈曲颈瓶状,分前壁、后壁。上缘较短,凹向右上方,称胃小弯,其最低处为角切迹。下缘较长,凸向左下方,称胃大弯(图 2.18)。入口为贲门,接食管。出口为幽门,通向十二指肠。

3.胃的分部

胃分为贲门部、胃底、胃体和幽门部,幽门部又分为幽门窦和幽门管。

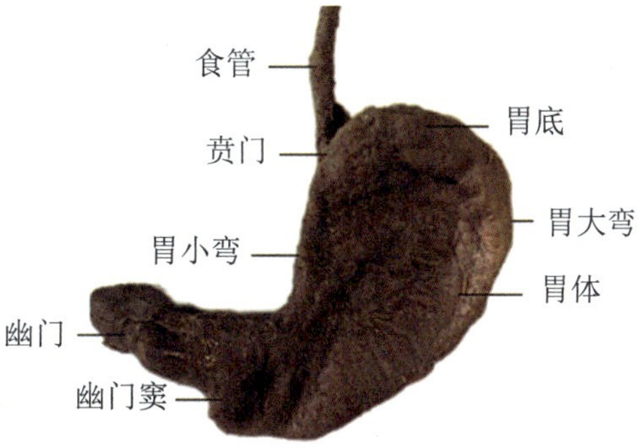

图 2.18　胃的形态和分部

(五) 小肠(small intestine)

1.十二指肠(duodenum)

十二指肠位于后腹壁,贴近脊柱腰部。全长约 25 cm,呈"C"形包绕胰头。分上部、降部、水平部和升部。

(1) 上部:起自幽门,管壁较薄,黏膜面光滑无环状襞,称十二指肠球,为溃疡好发部位。

(2) 降部:内面黏膜环状襞多,在后内侧襞上有一纵行皱襞,皱襞下端有十二指肠大乳头,上有胆总管与胰管的共同开口,在大乳头上方可有小乳头,是副胰腺管的开口(图 2.19)。

(3) 水平部:横过第 3 腰椎前方,其前方有肠系膜上动脉通过。

(4) 升部:此段最短,续于十二指肠空肠曲,该曲借十二指肠悬肌悬吊固定于后腹壁,十二指肠悬肌和包绕于其下段表面的腹膜皱襞共同构成十二指肠悬韧带,是手术中确认空肠起始部的重要标志。

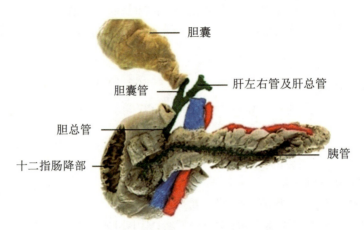

图 2.19 胆道、十二指肠和胰(前面)

2．空肠(jejunum)和回肠(ileum)

空肠和回肠盘曲于腹腔内,空肠主要在腹腔的左上部,回肠在腹腔的右下部。空肠稍粗,约占空、回肠的上 2/5,主要位于左外侧区和脐区,其特点是血管丰富,较红润,管壁厚,管腔大,黏膜面有高而密的环形皱襞,并可见许多散在的孤立淋巴滤泡。回肠约占空、回肠的下 3/5,主要位于脐区和右髂区,其特点是色淡红,管壁薄管径小,黏膜面环形皱襞稀疏而低,除有孤立淋巴滤泡外,还可见集合淋巴滤泡,系膜内血管弓较多,脂肪较丰富。回肠下端与盲肠相连。

(六) 大肠(large intestine)

1．盲肠(caecum)

盲肠一般位于右髂窝内,为大肠的起始端。盲肠向上连升结肠,在盲肠内侧壁,有孔与回肠连通,该处称回盲部。回盲部内有回盲瓣,可防止大肠内容物倒流入小肠,瓣的下方有阑尾的开口。

2．阑尾(vermiform appendix)

阑尾的位置因人而异,多数位于右髂窝内,但变化较多。阑尾根部附于盲肠的后壁,远端游离,形如蚯蚓,管径在 0.5～1 cm 之间,长为 6～8 cm,并有三角形的阑尾系膜。

阑尾的体表投影:阑尾根部通常投影在脐和右髂前上棘连线的中、外 1/3 交界点,该点称 McBurney 点,也称麦氏点。

3．结肠(colon)

结肠位于盲肠和直肠之间,整体呈方框状,位于空、回肠的周围,分升结肠、横结肠、降结肠和乙状结肠四部分。

4．直肠(rectum)

直肠位于盆腔内,自第 3 骶椎前方至盆膈移行成肛管。直肠在前后方向上有两个弯曲,直肠骶曲凸向后,直肠会阴曲凸向前,在左右方向上也有三个弯曲。直肠下端膨大称为直肠壶腹,腔内有 2～3 个直肠横襞。

5. 肛管(anal canal)

肛管位于盆膈以下,终于肛门。肛管黏膜面有肛柱、肛瓣、肛窦、齿状线、肛梳和白线。其中,齿状线是肛柱下端和肛瓣的边缘共同连成的锯齿状环行线。临床上,齿状线以上的痔为内痔,以下的痔为外痔,线上、下的为混合痔。肛门周围有肛门内、外括约肌和肛直肠环控制肛门的开合。

三、思考题

(1) 名词解释:口腔前庭、牙髓、下颌下腺、鼻咽、幽门、胃大弯、十二指肠球、十二指肠悬韧带、回盲瓣、齿状线。

(2) 简述咽的位置和分部。

(3) 简述食管的生理性狭窄的部位及其距中切牙的距离。

(4) 简述空肠和回肠有哪些区别。

实验五　消　化　腺

一、实验目的

(1) 掌握:① 肝的位置、形态和分叶。② 胆囊的位置、形态、分部。③ 胰的位置、分部。

(2) 熟悉:① 三大唾液腺的开口部位。② 胆囊的功能。

二、实验内容

(一) 唾液腺

1. 腮腺(parotid gland)

外耳道前下方,咬肌后缘及下颌后窝内,开口于平对上颌第二磨牙的颊黏膜。

2. 下颌下腺(submandibular gland)

位于下颌骨体内面,开口于舌下阜。

3. 舌下腺(sublingual gland)

位于口底黏膜深面,开口于舌下襞及舌下阜。

(二) 肝(liver)

肝大部分位于右季肋区和腹上区,小部分位于左季肋区。肝近似楔形,右部厚钝,左部扁薄。上面隆凸,对向膈,有镰状韧带。下面凹凸不平,有呈"H"形的三条沟。左纵沟前部有肝圆韧带,后部有静脉韧带。对侧有右纵沟,其前半部称胆囊窝,容纳胆囊;后半部称腔静脉沟,有下腔静脉通过。中间是横沟,有肝管、肝门静脉、肝固有动脉、淋巴管和神经等出入,称为肝门(图2.20)。肝的前缘锐利,右侧有胆囊切迹,胆囊底在此露出,左侧有脐切迹,有肝圆韧带通过。

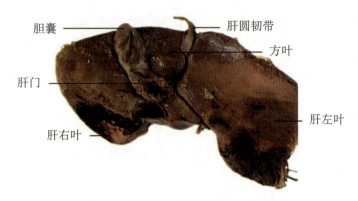

胆囊　　　　　　　　　　　　　　　　　肝圆韧带

　　　　　　　　　　　　　　　　　　　方叶

肝门　　　　　　　　　　　　　　　　肝左叶

肝右叶　　　　　　　　　　　　　　　　

图 2.20　肝（脏面）

　　肝的上面也称膈面,借肝镰状韧带分为左、右两叶,左叶小而薄,右叶大而厚。肝的下面又称脏面,借"H"沟分 4 个叶,位于左、右纵沟之间,在肝门前方称方叶,在肝门后方称尾状叶。

（三）肝外胆道系统

1. 胆囊（gallbladder）

　　位于肝右叶下面右纵沟前部的胆囊窝内,略呈梨形。胆囊可分为胆囊底、胆囊体、胆囊颈和胆囊管四部。胆囊底投影于右侧锁骨中线与右肋弓交界处,为临床胆囊触诊部位。胆囊的作用是贮存和浓缩胆汁,调节胆道压力。

2. 输胆管道

　　是将肝脏分泌的胆汁输送到十二指肠的管道系统,包括肝内胆管,肝外的肝左、右管,肝总管及由肝总管与胆囊管合成的胆总管（图 2.19）。

3. 肝胰壶腹

　　胆总管和胰管集合处形成的扩大部分,其开口部位于十二指肠大乳头。Oddi 括约肌是在胆总管和胰管末端及肝胰壶腹周围的环形平滑肌。

（四）胰（pancreas）

　　胰位于胃的后方,横贴于后腹壁上部。可分为头、颈、体、尾四部,其间无明显界限。胰实质内有胰管,自胰尾至胰头,与胆总管共同开口于十二指肠大乳头。在胰头上部常存在副胰管,开口于十二指肠小乳头。

三、思考题

　　(1) 名词解释:肝门、肝胰壶腹。
　　(2) 简述三对唾液腺的开口。
　　(3) 简述肝的正常形态、位置和分叶。

中国肝胆外科之父——吴孟超

　　吴孟超(1922 年 8 月 31 日—2021 年 5 月 22 日),著名肝胆外科专家,中国科学院院士,中国肝脏外科的开拓者和主要创始人之一,被誉为"中国肝胆外科之父"。

　　1949 年,吴孟超毕业于同济大学医学院,随后进入华东军区人民医学院(现中国人民解放军海军军医大学)工作。1958 年,吴孟超翻译并出版了中国第一本肝脏外科方面的专著《肝脏外科入门》。1959 年,吴孟超院士团队用一种制作乒乓球的合成塑料——赛璐珞,成功制作出中国第一具完整的人肝脏血管铸型标本。1960 年 6 月,吴孟超在第七届全国外科学术会议上正式提出:以中国人肝脏大小数据及其规律,正常人的肝脏解剖按内部血管走向可分为五叶六段,在外科临床上则分为五叶四段最为实用。吴孟超首创了常温下间歇肝门阻断切肝法,1963 年,他完成世界首例中肝叶切除术,突破人体中肝叶手术禁区。1978 年,吴孟超担任第二军医大学副校长,开始致力于培养更多的医学人才。1991 年,吴孟超当选为中国科学院学部委员(院士)。2005 年,吴孟超获国家最高科学技术奖。2011 年 5 月,我国将 17606 号小行星命名为"吴孟超星"。

(陈云帆　祖文轩　刘冬播)

呼 吸 系 统

实验六　呼　吸　道

一、实验目的

　　(1) 掌握:① 鼻腔的分部及其形态结构。② 喉腔的分部。③ 气管的位置、形态及左右主支气管的区别。

　　(2) 熟悉:① 鼻旁窦的位置和开口部位。② 咽的分部及鼻咽部的特点。③ 气管的构成。

二、实验内容

　　呼吸系统整体观如图 2.21 所示。

(一) 鼻(nose)

1. 外鼻

外鼻位于面部中央,由鼻骨和鼻软骨为支架,外被皮肤,内覆黏膜。

2. 鼻腔

鼻腔为呼吸道的起始部,由鼻中隔分为左右两腔,前面由鼻孔连通外界环境,后面由鼻后孔连通鼻咽部(图 2.22)。

观察鼻腔外侧壁,可见其前部有一弧形隆起,为鼻阈,是皮肤和黏膜的分界处。鼻腔以鼻阈为界,分为鼻前庭和固有鼻腔。鼻腔外侧壁可见上、中、下鼻甲和上、中、下鼻道。

鼻黏膜分为嗅区和呼吸区两部分。

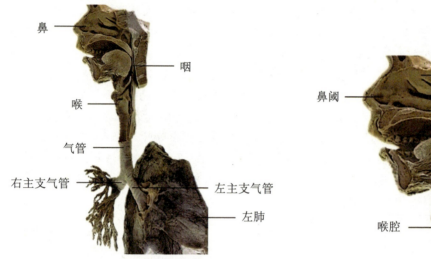

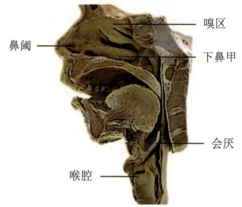

图 2.21　呼吸系统整体观　　　　　图 2.22　鼻腔外侧壁(头部正中矢状切面)

3. 鼻旁窦(paranasal sinuses)

鼻旁窦与鼻腔相通,是鼻腔周围的含气骨腔,按其位置分为额窦、筛窦、蝶窦和上颌窦,其主要作用为增加吸入空气的温度和湿度,并与发音产生共鸣。当鼻旁窦引流不畅时易发生炎症,出现鼻塞、流涕、头痛等症状。

(二) 咽(pharynx)

见消化系统。

(三) 喉(larynx)

喉位于颈前正中部,向上借喉口与喉咽部相通,向下以环状软骨气管韧带与气管相连,主要由喉软骨和喉肌构成,不仅是呼吸的管道,也是发声的器官。

1. 喉软骨

喉软骨构成喉的支架,主要有不成对的甲状软骨、环状软骨、会厌软骨和成对的杓状软骨。

(1) 甲状软骨(thyroid cartilage)

甲状软骨位于环状软骨与会厌软骨之间,由左、右两片四边形软骨板连接而成,构成喉的前壁和侧壁。左、右软骨板相连形成前角,前角上端向前突出形成喉结,成年男性明显。左、右软骨板的后缘向上、下各有一个突起,为上角和下角,下角与环状软骨相连。

(2) 环状软骨(cricoid cartilage)

环状软骨位于甲状软骨的下方,是喉部唯一完整的软骨环,前方大部分低窄,为环状软骨弓,后方高宽,为环状软骨板。

(3) 会厌软骨(epiglottic cartilage)

会厌软骨位于舌骨和舌根的后方,上宽下窄,形似树叶。进食时,会厌封闭喉口,防止食物进入气管。

（4）杓状软骨（arytenoid cartilage）

杓状软骨位于环状软骨上方中线两侧,左右各一。

2. 喉的连接

喉的连接包括喉软骨之间的连接及舌骨、气管与喉之间的连接。

（1）环杓关节

杓状软骨底和环状软骨板上缘的关节面相关节,形成环杓关节。此关节可沿垂直轴作旋内和旋外运动。当关节旋内时,声带突相互靠近,声门裂缩小。

（2）环甲关节

甲状软骨下角的关节面与环状软骨的甲关节面相关节,形成环甲关节。此关节可在冠状轴上作前倾和复位的运动。当关节前倾时,杓状软骨声带突与甲状软骨前角之间的距离增大,声带紧张。

（3）弹性圆锥

弹性圆锥上缘游离,连在甲状软骨前角和杓状软骨声带突之间,称为声韧带。

（4）方形膜

方形膜下缘游离增厚,称为前庭韧带。

（5）甲状舌骨膜

（6）环状软骨气管韧带

3. 喉肌

喉肌主要有内、外两肌群,其主要作用是使喉上升或下降、声带紧张或松弛、声门裂开大或缩小。

4. 喉腔

喉腔向上与喉咽部相通,向下与气管相通。喉腔侧壁有两个皱襞,从上到下分别为前庭襞和声襞,二者将喉腔分成上、中、下三部分。其中,喉口至前庭襞平面之间为喉前庭,前庭襞平面至声襞平面之间为喉中间腔,声襞平面至环状软骨下缘平面为声门下腔。

（四）气管与支气管

1. 气管（trachea）

气管由14～18个呈"C"形的气管软骨、气管肌、黏膜和结缔组织构成。气管位于喉与主支气管之间,起自环状软骨下缘,约平对第6颈椎,下至胸骨角平面,约平对第4胸椎体下缘,并在此处分叉,形成左、右主支气管。气管的分叉处,称为气管杈（图2.23）,在其内面可见向上突起的纵嵴,称为气管隆嵴,是支气管镜检查时判断气管分叉的重要标志。

2. 主支气管（principal bronchus）

左主支气管细而长,嵴下角大,走向倾斜,通常有7～8个软骨环,平第6胸椎高度经肺门入左肺;右主支气管短而粗,嵴下角小,走向陡直,通常有3～4个软骨环,平第5胸椎高度经肺门入右肺。经气管坠入的异物,易进入右主支气管。

三、思考题

（1）名词解释:上呼吸道、鼻旁窦。

(2) 简述喉腔的分部。

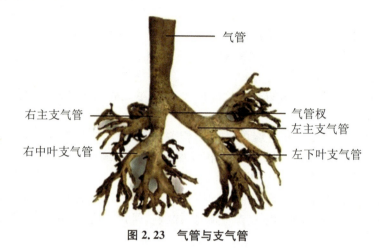

右主支气管
右中叶支气管

气管
气管杈
左主支气管
左下叶支气管

图 2.23　气管与支气管

实验七　肺 和 胸 膜

一、实验目的

(1) 掌握:① 肺的位置。② 肺的形态和分叶。
(2) 熟悉:① 胸膜与胸膜腔的概念。② 壁胸膜的分部。

二、实验内容

(一) 肺(lung)

肺位于胸腔内,纵隔的两侧。肺呈圆锥形,其外形包括一尖、一底、两面、三缘。

肺尖位于肺的上端,经胸廓上口伸入颈根部,最高点近锁骨的胸骨端,平对第 1 胸椎,在锁骨内侧 1/3 段上方约 3 cm 处。前缘是肺肋面与纵隔面在前方的移行处,较锐利,左肺前缘下部有心切迹。在肺纵隔面的中央,可见一椭圆形凹陷,称为肺门,有支气管、血管、神经、淋巴管在此进出,这些结构被结缔组织包裹,形成肺根。左、右肺根内从前向后依次为上肺静脉、肺动脉、主支气管;左肺根内从上向下依次为左肺动脉、左主支气管、左下肺静脉;右肺根内从上向下依次为右肺上叶支气管、右肺动脉、右下肺静脉。

肺借叶间裂分叶。左肺分为上、下两叶,右肺分为上、中、下三叶(图 2.24)。

(二) 胸膜与胸膜腔

1. 胸膜(pleura)

胸膜是被覆于胸壁内面、纵隔两侧、膈肌上面和肺的表面等部位的一层浆膜。根据被覆的部位不同,分为脏胸膜和壁胸膜。壁胸膜分为肋胸膜、纵隔胸膜、膈胸膜和胸膜顶。

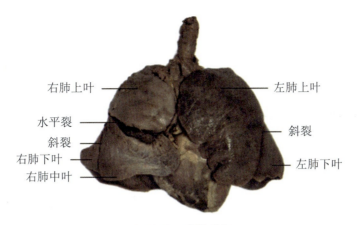

右肺上叶 ——
水平裂 ——
斜裂 ——
右肺下叶 ——
右肺中叶 ——
—— 左肺上叶
—— 斜裂
—— 左肺下叶

图 2.24 肺的形态

2. 胸膜腔（pleural cavity）

胸膜腔是指脏胸膜与壁胸膜在肺根处相互移行，围成一个潜在的封闭腔隙，左右各一，互不相通，呈负压状态。胸膜腔内有少量浆液，以减少呼吸运动时两层胸膜之间的摩擦。

胸膜隐窝是不同部分的壁胸膜折返并相互移行处的胸膜腔，即使深呼吸时，肺仍不能填充，包括肋膈隐窝、肋纵隔隐窝、膈纵隔隐窝等。肋膈隐窝是肋胸膜和膈胸膜移行折返形成的间隙，是位置最低点，容量最大，胸膜腔积液常先积存于此。

（三）纵隔（mediastinum）

纵隔是指两侧纵隔胸膜之间所有器官、结构和组织的总称。通过胸骨角和第 4 胸椎体下缘的平面，将纵隔分为上纵隔和下纵隔两部分，以心包为界，又可将下纵隔分成前、中、后纵隔。

三、思考题

（1）名词解释：胸膜、胸膜腔。
（2）简述肺的形态特点和分叶情况。

（陈云帆 祖文轩 刘冬播）

泌 尿 系 统

实验八 肾

一、实验目的

（1）掌握：① 泌尿系统的组成。② 肾的形态、构造。
（2）熟悉：① 肾的位置和体表投影。② 肾的被膜。

二、实验内容

泌尿系统由肾、输尿管、膀胱和尿道组成。其中输尿管、膀胱和尿道合称尿路(图2.25)。

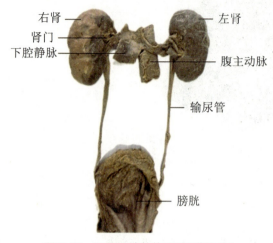

图 2.25　泌尿系统整体观(尿道除外)

肾(kidney)

1. 肾的形态

肾是实质性器官,形似蚕豆。肾分前后两面、内外两侧缘、上下两端。内侧缘中部凹陷,称为肾门,是肾的血管、淋巴管、神经及肾盂出入的部位。这些出入肾门的结构被结缔组织包裹,称为肾蒂。肾蒂中从上向下依次有肾动脉、肾静脉和肾盂,从前向后依次有肾静脉、肾动脉和肾盂。由肾门伸入肾实质内一个较大的腔隙,称为肾窦,内含肾血管、肾小盏、肾大盏、肾盂等结构。肾门是肾窦的开口,肾窦是肾门的延续。

2. 肾的位置

肾位于腹膜后间隙,脊柱的两侧。肾门约平对于第1腰椎椎体,其体表投影位于竖脊肌外侧缘与第12肋的夹角处,为肾区,叩击肾病患者该处可引起疼痛。

3. 肾的被膜

肾由三层结缔组织膜包裹,从内向外依次为:纤维囊、脂肪囊、肾筋膜。肾筋膜分前、后两层,肾前筋膜和肾后筋膜在肾的外侧缘和肾上腺的上方相互融合,而在肾的内侧缘和下方分离,因此,当腹壁肌力弱、肾周脂肪少、肾的固定结构薄弱时,易发生肾下垂。

4. 肾的结构

肾分为浅层的肾皮质和深层的肾髓质(图2.26)。肾皮质伸入肾髓质之间的部分称为肾柱。肾柱之间肾髓质的部分,呈圆锥形,称为肾锥体,肾锥体的尖朝向肾窦,称为肾乳头,肾乳头突入肾小盏内。肾窦内,2~3个肾小盏合并形成1个肾大盏,2~3个肾大盏合并形成肾盂,肾盂出肾门,向下移行,约在第2腰椎上缘水平,移行成为输尿管。

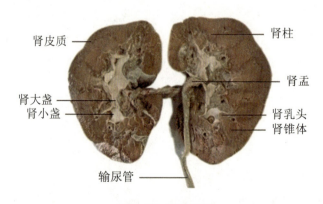

图 2.26　肾的结构

三、思考题

简述肾的内部结构。

实验九 尿 路

一、实验目的

(1) 掌握:① 输尿管的分部。② 输尿管的 3 处狭窄。
(2) 熟悉:① 膀胱的结构。② 男女性尿道的特点。

二、实验内容

(一) 输尿管(ureter)

输尿管是一对细长的肌性管道,在第 2 腰椎上缘平面起自肾盂末端,向下与膀胱相通。根据其走行位置可分为输尿管腹部、输尿管盆部和输尿管壁内部。

女性输尿管经子宫颈外侧约 2.5 cm 处,行于子宫动脉的后下方,向下内穿入膀胱壁。

输尿管全程共有 3 处狭窄:上狭窄位于肾盂输尿管的移行处;中狭窄位于越过小骨盆上口与髂血管的交叉处;下狭窄位于输尿管的壁内部。结石易在输尿管狭窄处滞留,导致尿液排出不畅或受阻。

(二) 膀胱(urinary bladder)

1. 膀胱的形态
空虚的膀胱近似三棱锥体形,分为膀胱尖、膀胱底、膀胱体和膀胱颈。
2. 膀胱的位置
空虚的膀胱位于小骨盆内,在耻骨联合的后方,其底朝向直肠盆部。
3. 膀胱的结构
膀胱内面的黏膜有许多皱襞,而在膀胱底内面,位于左、右输尿管口与尿道内口之间的三角形区域,称为膀胱三角,此处由于缺少黏膜下组织,黏膜与肌层紧密连接,无论膀胱是否充盈,始终保持平滑。膀胱三角是肿瘤、结核和炎症的好发部位。

(三) 尿道(urethra)

尿道起于膀胱的尿道内口,经尿道外口将尿液排出体外。女性尿道短而直,止于阴道前庭的尿道外口。男性尿道既是排尿路又是排精管道,止于阴茎头尖端的尿道外口,全程可分为三部:前列腺部、膜部和海绵体部。

三、思考题

(1) 名词解释:膀胱三角。

(2) 简述输尿管的走行、分部、狭窄部位及其临床意义。

（陈云帆　祖文轩　刘冬播）

循 环 系 统

实验十　心

一、实验目的

(1) 掌握：心脏的位置、外形及构造；心传导系的组成及机能。

(2) 熟悉：心包的结构；心脏的血管。

二、实验内容

(一) 心脏的位置、外形

1. 位置

心脏在胸腔中部，横膈之上，纵隔的前下部，稍偏左下方，毗邻两肺。2/3 在正中线左侧，1/3 在正中线右侧。

2. 外形

呈前后稍扁的倒置圆锥体，分为一尖、一底、两面、三缘和四条沟(图 2.27)。

(二) 心的内腔构造

心的内腔构造分为右心房、右心室、左心房和左心室 4 个腔。同侧房、室间有房室口相通，但左、右心房和左、右心室则被房间隔和室间隔分隔，互不相通。

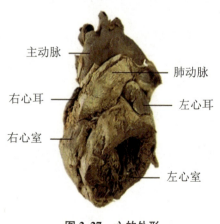

主动脉　肺动脉　右心耳　左心耳　右心室　左心室

图 2.27　心的外形

1. 右心房(right atrium)

以界沟为界，分为固有心房和腔静脉窦两部分。

(1) 固有心房：前上方锥体形盲囊突出部为右心耳。

(2) 腔静脉窦：有 3 个入口、1 个出口，入口是上腔静脉口、下腔静脉口和冠状窦口，出口是右房室口。

① 上腔静脉口：开口于腔静脉窦上部。

② 下腔静脉口：开口于腔静脉窦下部，前缘有下腔静脉瓣。

③ 冠状窦口：位于下腔静脉口与右房室口之

间,下缘有冠状窦瓣。

④ 右房室口:在左前下方通向右心室。

(3) 卵圆窝:房间隔右侧面中下部有一卵圆形凹陷,此处薄弱,是房间隔缺损的好发部位。

2. 右心室(right ventricle)

位于右心房的左前下方,以室上嵴分为流入道和流出道两部分。

(1) 流入道可见:右房室口、三尖瓣、腱索、乳头肌及肉柱、隔缘肉柱。

(2) 流出道可见:动脉圆锥、肺动脉口及肺动脉瓣。

3. 左心房(left atrium)

位于右心房左后方,是4个腔中最靠后的一个。前部有左心耳,突向左前方,为心外科最常见手术入路之一。后部是心房入口,连通两对肺静脉口,通左、右肺上、下静脉,此处无瓣膜。左房室口为心房出口,通向左心室。

4. 左心室(left ventricle)

位于右心室的左后方,以二尖瓣前瓣为界分流入道和流出道两部分。

(1) 流入道可见:左房室口、二尖瓣、腱索、乳头肌及肉柱。

(2) 流出道可见:主动脉前庭、主动脉口和主动脉瓣。

(三) 心间隔

分为房间隔和室间隔。

1. 房间隔

分隔左、右心房,在卵圆窝处最薄。

2. 室间隔

分隔左、右心室,大部分由心肌构成,较厚称肌部。室间隔上缘中部缺乏肌质,称膜部。

(四) 心传导系

心传导系具有产生并传导冲动的功能,维持心脏的正常节律,并使心房收缩和心室收缩保持协调,是由特殊分化的心肌细胞构成的。

1. 窦房结(sinuatrial node)

上腔静脉与右心房交界处的界沟上1/3的心外膜的深面,心脏正常的起搏点。

2. 房室结(atrioventricular node)

房间隔右侧下部,冠状窦口与房室口之间心内膜深面,冠状窦口前上方。

3. 房室束(atrioventricular bundle)

又称希氏束,从房室结前端起始,在室间隔肌部上缘分为左、右束支,最后分成许多细支,在心内膜下形成浦肯野纤维网,分布于室壁肌。

(五) 心的血管

1. 动脉

(1) 左冠状动脉:起自主动脉左窦,经左心耳和肺动脉干之间至冠状沟,分为前室间支和旋支。前室间支分布于左、右心室前壁的一部分,室间隔的前上2/3。旋支分布于左房壁和左室外侧壁。

（2）右冠状动脉：起自主动脉右窦，在肺动脉和右心耳之间经冠状沟至膈面，分为后室间支和右旋支，分布于右房壁、右室壁、左室后壁和室间隔后下 1/3。

左、右冠状动脉尚发出其他分支，同侧冠状动脉各分支之间和左、右冠状动脉之间均有广泛的吻合。

2. 静脉

心脏的静脉经冠状窦从冠状窦口进入右心房；而心前静脉与最小静脉直接开口于心脏。

（六）心包

心包（pericardium）是锥形纤维浆膜囊，包绕心脏及大血管根部，可分为纤维性心包和浆膜性心包，后者又分脏、壁两层。壁层紧贴于纤维性心包的内面，脏层包于心肌层的外表，也就是心外膜。脏、壁两层之间为心包腔，含少量浆液，可减少心活动时的摩擦。

三、思考题

（1）名词解释：心包横窦、心尖切迹、卵圆窝。
（2）简述心脏的位置、形态和构造。

实验十一　动　　脉

一、实验目的

（1）掌握：肺动脉干和左、右肺动脉的行程；主动脉的起止、行径及分部。
（2）熟悉：人体各部动脉主干的起始、行径及分支。

二、实验内容

（一）肺循环的动脉

肺循环的动脉分为左、右肺动脉，左肺动脉分两支，右肺动脉分三支，分别由左、右经肺门入肺。在肺动脉干分叉处稍左侧与主动脉弓下缘之间连有一纤维结缔组织索，称动脉韧带，是胚胎时期动脉导管闭锁后的遗迹。

（二）体循环的动脉

1. 主动脉

分为升主动脉、主动脉弓和降主动脉（图 2.28）。

2. 颈总动脉

颈总动脉为头颈部的动脉主干，左侧起自主动脉弓，右侧起自头臂干，经胸锁关节后方沿气管和喉两侧上升至甲状软骨上缘分为颈外动脉和颈内动脉 2 支。

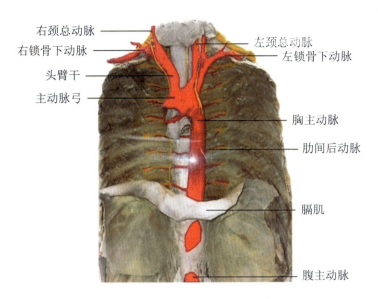

右颈总动脉

右锁骨下动脉

头臂干

主动脉弓

左颈总动脉

左锁骨下动脉

胸主动脉

肋间后动脉

膈肌

腹主动脉

图 2.28　主动脉及其主要分支

(1) 颈外动脉(external carotid artery)：主要分支包括甲状腺上动脉、舌动脉、面动脉、颞浅动脉和上颌动脉。

(2) 颈内动脉(internal carotid artery)：在颈部没有分支，进入颅腔后分布于视器和脑。

3. 锁骨下动脉

锁骨下动脉(subclavian artery)为上肢的动脉主干，左侧起自主动脉弓，右侧起自头臂干。经胸锁关节后方出胸廓上口，穿过颈根部斜角肌间隙于第 1 肋外侧缘延续为腋动脉。主要分支包括椎动脉、胸廓内动脉和甲状颈干。

(1) 腋动脉(axillary artery)：位于腋窝内，在大圆肌下缘处移行为肱动脉。分支有胸上动脉、胸肩峰动脉、胸外侧动脉、肩胛下动脉（又分为胸背动脉和旋肩胛动脉）、旋肱前动脉、旋肱后动脉。分布于腋窝各壁、乳房及肩部。

(2) 肱动脉(brachial artery)：起自大圆肌下缘处续于腋动脉，行于肱二头肌内侧，分布于臂部及肘关节。至桡骨颈高度分为桡动脉和尺动脉两终支。主要分支为肱深动脉，行于桡神经沟内。

(3) 桡动脉(radial artery)：穿第 1 掌骨间隙进入手掌。主要分支为掌浅支，分布于前臂及手。

(4) 尺动脉(ulnar artery)：主要分支为骨间总动脉及掌深支，分布于前臂及手。

(5) 掌浅弓(superficial palmar arch)和掌深弓(deep palmar arch)：① 掌浅弓由尺动脉末端和桡动脉掌浅支相互吻合而成，位于掌腱膜深面。② 掌深弓由桡动脉末端和尺动脉的掌深支相互吻合而成，位于指深屈肌腱深面。

4. 胸主动脉

胸主动脉(thoracic aorta)是胸部的动脉主干(图 2.28)，自第 4 胸椎左侧续于主动脉弓，行于后纵隔内，至第 12 胸椎高度穿膈的主动脉裂孔，移行为主动脉腹部。其分为壁支和脏支。

(1) 壁支：主要包括肋间后动脉、肋下动脉等。

（2）脏支：包括气管动脉、支气管动脉、食管动脉等，分布于同名器官。

5. 腹主动脉

腹主动脉（abdominal aorta）为腹部的动脉主干，起自膈的主动脉裂孔，沿脊柱前方下降，至第4腰椎体下缘分为左、右髂总动脉。其分为壁支和脏支。

（1）壁支：主要包括膈下动脉、腰动脉及骶正中动脉。

（2）脏支：主要包括肾上腺中动脉、肾动脉、睾丸（卵巢）动脉、腹腔干、肠系膜上动脉、肠系膜下动脉。腹腔干为一短干，分为三支，包括胃左动脉、肝总动脉、脾动脉。肠系膜上动脉发出胰十二指肠下动脉、空肠动脉、回肠动脉、回结肠动脉、右结肠动脉、中结肠动脉。肠系膜下动脉发出左结肠动脉、乙状结肠动脉、直肠上动脉。

6. 髂总动脉

髂总动脉（common iliac artery）左右各一支，平第4腰椎高度自腹主动脉分出，沿腰大肌内侧至骶髂关节的前方分为髂内动脉和髂外动脉。

（1）髂内动脉（internal iliac artery）：为盆部的动脉主干，分支到盆壁和盆腔各脏器。分为壁支和脏支。壁支主要包括闭孔动脉、臀上动脉、臀下动脉、髂腰动脉、骶外侧动脉。脏支主要包括膀胱上、下动脉、子宫动脉、直肠下动脉、阴部内动脉。

（2）髂外动脉（external iliac artery）：是下肢的动脉主干，沿腰大肌内侧下降，经腹股沟韧带中点的深面至股前，移行为股动脉。发出腹壁下动脉和旋髂深动脉。

（3）股动脉（femoral artery）：通过股三角，进入收肌管。分支有腹壁浅动脉、旋髂浅动脉、阴部外动脉和股深动脉，股深动脉又发出旋股外侧动脉、旋股内侧动脉及3～4支穿动脉。

（4）腘动脉（popliteal artery）：在腘窝深部。

（5）胫前动脉（anterior tibial artery）：行于小腿前群肌肉之间，向下移行为足背动脉。

（6）胫后动脉（posterior tibial artery）：在小腿三头肌深面下降，分为3支，足底内侧动脉、足底外侧动脉和腓动脉。

（7）足背动脉：分为足底深支、第1跖背动脉和弓状动脉。

三、思考题

（1）名词解释：动脉、头臂干、髂总动脉。

（2）简述主动脉弓上有哪几条分支。

（3）简述掌浅弓和掌深弓的组成。

实验十二　静　　脉

一、实验目的

（1）掌握：肺静脉的起始及注入部位；上、下腔静脉的组成、位置、属支及收集范围。

（2）熟悉：肝门静脉的组成、行径、特点、属支及收集范围。

二、实验内容

（一）肺循环的静脉

肺静脉起自肺泡毛细血管网,最后集合成左肺上静脉、左肺下静脉和右肺上静脉、右肺下静脉四条静脉,注入左心房。

（二）上腔静脉系

1. 头颈部静脉

（1）面静脉（facial vein）:与面动脉伴行,在口角平面以上通常无静脉瓣。与海绵窦、翼静脉丛相通。鼻根至两侧口角的三角区称为"危险三角区"。

（2）下颌后静脉（retromandibular vein）:由颞浅静脉与上颌静脉在腮腺内集合成,在腮腺下端分前支和后支,前支汇入面静脉,后支与耳后静脉及枕静脉合成颈外静脉。

（3）颈外静脉（external jugular vein）:颈外静脉是颈部浅静脉最大的一支。由下颌后静脉的后支和耳后静脉等在下颌角附近汇合而成。经胸锁乳突肌的浅面斜向后下,穿过深筋膜注入锁骨下静脉或静脉角。主要收集枕部、颈浅部及部分面深层的静脉血。

（4）颈前静脉（anterior jugular vein）:注入颈外静脉末端或锁骨下静脉。

（5）颈内静脉（internal jugular vein）:在胸锁关节后方与锁骨下静脉合成头臂静脉。收集脑部、面部和颈部的血液。

颈内静脉分为颅内属支和颅外属支,颅内属支包括乙状窦和岩下窦,颅外属支包括面静脉、舌静脉、咽静脉、甲状腺上静脉和甲状腺中静脉。

（6）锁骨下静脉（subclavian vein）:由腋静脉延续而来,收集属支是颈外静脉和腋静脉。同侧的颈内静脉和锁骨下静脉,在胸锁关节的后方汇合处的夹角称静脉角,是淋巴导管注入静脉的部位。

2. 上肢静脉

上肢静脉具体如图 2.29 所示。

（1）头静脉（cephalic vein）:起自手背静脉网的桡侧,经前臂桡侧、肘窝、肱二头肌外侧、三角肌与胸大肌之间至锁骨下方穿过深筋膜注入腋静脉或锁骨下静脉。

（2）贵要静脉（basilic vein）:起自手背静脉网的尺侧,经前臂尺侧、肘窝、肱二头肌内侧、在臂中点处穿深筋膜注入肱静脉或腋静脉。

（3）肘正中静脉（median cubital vein）:位于肘前,变异多,一般斜行连接头静脉和贵要静脉。并与深静脉以交通支相连,故位置较固定,为皮肤静脉穿刺常用部位。

（4）前臂正中静脉:起自手掌静脉丛,沿前臂前面上行,注入肘正中静脉。前臂正中静脉

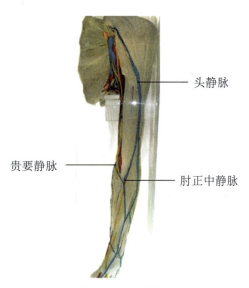

头静脉

贵要静脉

肘正中静脉

图 2.29　上肢静脉

有时分叉,分别注入头静脉和贵要静脉,因而不存在肘正中静脉。收集手掌侧和前臂浅侧结构的静脉血。

(5)上肢深静脉:与上肢同名动脉伴行。桡、尺及肱动脉均有两条伴行静脉,最后汇入锁骨下静脉。

3. 胸部静脉

(1)头臂静脉(brachiocephalic vein):头臂静脉左右各一,分别在同侧胸锁关节的后方由颈内静脉和锁骨下静脉集合而成。

(2)上腔静脉(superior vena cava):左、右头臂静脉在右侧第1胸肋连结处的后面集合而成。位于右侧第1胸肋连结处的后方,经第3胸肋关节下缘处注入右心房。上腔静脉的属支包括左、右头臂静脉及奇静脉。收集范围是头颈、上肢及胸部的静脉血液。

(3)奇静脉(azygos vein):是胸部的静脉主干,起自下腔静脉的属支右腰升静脉,沿胸椎体的右侧上升,绕过肺根上方汇入上腔静脉,故奇静脉是上、下腔静脉间的重要通道之一。主要的属支有右侧肋间后静脉、食管静脉、支气管静脉和半奇静脉。

(4)半奇静脉(hemiazygos vein):起自左腰升静脉,在胸椎体左侧,收集左侧下部肋间后静脉、副半奇静脉和食管静脉的血液。

(5)副半奇静脉(accessory hemiazygos vein):在胸椎左侧、半奇静脉的上方、收集左侧上部肋间后静脉的血液,注入半奇静脉或奇静脉。

(6)脊柱静脉:按所在位置不同分为椎内静脉丛和椎外静脉丛。

(三)下腔静脉系

1. 下肢静脉

包括大隐静脉和小隐静脉等。

(1)大隐静脉(great saphenous vein):为全身最长的浅静脉。起于足背静脉弓的内侧,在内踝前方约1 cm处,沿小腿内侧伴隐神经上升至膝关节内侧,绕过股骨内侧髁前方,经大腿内侧、大腿前面,于耻骨结节外下方3~4 cm处穿过阔筋膜,注入股静脉。在穿阔筋膜前接纳属支。

属支有旋髂浅静脉、腹壁浅静脉、阴部外静脉、股内侧浅静脉和股外侧浅静脉。

(2)小隐静脉(small saphenous vein):起自足背静脉弓的外侧,经外踝后方,在小腿后面穿腘窝处深筋膜,注入腘静脉。

(3)下肢深静脉:与同名动脉伴行,小腿部的动脉有两条伴行静脉,胫前、胫后静脉在腘肌下缘合成腘静脉,穿收肌腱裂孔汇入股静脉。

2. 腹盆部静脉

(1)下腔静脉(inferior vena cava):由左、右髂总静脉在第5腰椎体的右侧汇合而成。在主动脉腹部的右侧,经肝脏的腔静脉沟,穿过膈的腔静脉孔入胸腔,注入右心房。直接注入下腔静脉的属支有壁支和脏支。壁支主要包括1对膈下静脉和4对腰静脉。脏支主要包括肝静脉、右肾上腺静脉、肾静脉和右睾丸(卵巢)静脉。左肾上腺静脉和左睾丸静脉通常注入左肾静脉。

(2)髂总静脉(common iliac vein):由髂内静脉和髂外静脉在骶髂关节的前方合成。达第5腰椎的右侧,左、右髂总静脉汇合成下腔静脉。

(3)髂内静脉(internal iliac vein):起于坐骨大孔上方的盆内脏器的静脉,沿髂内动后内侧达骶髂关节前方,与髂外静脉汇合成髂总静脉。属支与髂内动脉的分支同名。

（4）髂外静脉(external iliac vein):是股静脉的延续,起自腹股沟韧带深面,收集下肢的所有静脉血,其本干与属支均与同名动脉并行。

（四）肝门静脉系

肝门静脉(hepatic portal vein)通常由肠系膜上静脉和脾静脉在胰颈后面汇合而成,或由肠系膜上、下静脉和脾静脉三者合成。自胰头后方上升,经过十二指肠上部后方,由肝十二指肠韧带内进入肝门。肝门静脉的属支包括脾静脉、肠系膜上静脉、肠系膜下静脉、胃左静脉、胃右静脉、胆囊静脉、幽门前静脉和附脐静脉等。肝门静脉的收集范围包括腹腔不成对脏器的血液,然后经肝静脉汇入下腔静脉。

三、思考题

（1）名词解释:危险三角区。

（2）简述大隐静脉的属支。

威廉·哈维里与《心血运动论》

威廉·哈维里是英国著名的生理学家和医生,他对血液循环理论的形成做出了杰出贡献,是医学史上的一位重要人物。

1578年,哈维里出生于英国肯特郡的一个乡村家庭,他早年便展现出对医学的浓厚兴趣。1593—1597年期间进入剑桥大学凯厄斯学院学习,为他日后的医学研究奠定了基础。1597年哈维里前往意大利帕多瓦大学深造,系统地学习了当时最先进的医学理论和实践技能。他在学习过程中不断深入研究人体解剖学和生理学,逐渐形成了自己独特的见解。1602年,哈维里返回英国并开始从事医学实践。在临床工作中,他观察到血液在人体内的流动模式,提出了血液在心脏和血管之间循环流动的观点,这一发现与当时普遍认为的血液单向流动观念相悖。经过多年的实验和观察,哈维里于1628年出版了著名的《心血运动论》。这部著作详细阐述了他的血液循环理论,解释了血液如何在心脏和血管之间循环流动,为人体提供必要的营养和氧气。这一理论的提出,彻底改变了人们对人体生理功能的认识。

《心血运动论》的问世标志着近代生理科学的诞生,为医学和生物学领域带来了革命性的变革。这部作品从根本上推翻了当时血液是单向流动的观点,彻底改变了人们对人体生理功能的认识,为后世的医学研究提供了全新的视角。

神　经　系　统

实验十三　中枢神经系统

一、实验目的

（1）掌握：脊髓的位置、外形；脑干的外形；小脑的位置和外形；间脑、端脑的外形。
（2）熟悉：脊髓、脑干、间脑和端脑的内部结构。

二、实验内容

（一）脊髓

1. 位置和外形

脊髓（spinal cord）位于椎管内，上端平对枕骨大孔，下端平对第1腰椎下缘，呈前后略扁

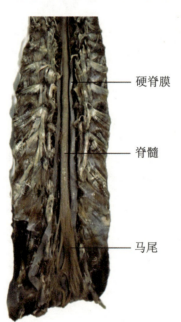

图 2.30　脊髓外形和位置（后面观）

的圆柱体。外包被膜，与脊柱的弯曲一致，全长粗细不等，有2个膨大分别是颈膨大和腰骶膨大。末端变细，称脊髓圆锥，软脊膜自圆锥向下延为细长的终丝。腰、骶、尾神经根在椎管内共同形成马尾（图2.30）。脊髓的外表有六条纵行的沟裂，分别是前正中裂、后正中沟、1对前外侧沟、1对后外侧沟。

2. 脊髓的内部构造

（1）横切面上灰、白质的配布及各部名称

① 中央管（central canal）：灰质中央的细小管道，在圆锥处扩大为终室。

② 灰质（grey matter）：呈"H"形，在中央管周围，分为前角、侧角、后角及在中央管前后的灰质连合。

③ 白质（white matter）：位于灰质的周围，分为前索、外侧索、后索、白质前连合。

④ 网状结构：由灰、白质交织而成，位于前、后角之间，颈髓显著。

（2）脊髓灰质的主要核团

① 前角：运动性核团，含前角运动细胞，其轴突组成前根。

② 侧角：在胸1至腰3节段，称中间外侧核，是交感神经的节前神经元胞体，其轴突经脊神经前根白交通支至交感干。在骶2～4节段，称骶副交感核，是骶部副交感的节前神经元，其轴突组成盆内脏神经。

图中标注：硬脊膜、脊髓、马尾

③ 后角：

a. 胶状质：属中间神经元，连接后根纤维，主要完成节段间联系。

b. 后角固有核：传导浅感觉。

c. 胸核：传导深感觉。

（3）白质内主要纤维束的位置及功能

① 薄束：位于后索，起自脊神经节细胞，止于薄束核，上行，传导身体同侧的本体感觉和精细触觉。

② 楔束：位于后索，起自脊神经节细胞，止于楔束核，上行，传导身体同侧的本体感觉和精细触觉。

③ 脊髓丘脑侧束：位于外侧索，起自Ⅰ、Ⅳ、Ⅴ、Ⅶ、Ⅷ层的神经元，止于背侧丘脑腹后核，上行，传导身体对侧的痛觉和温觉。

④ 背髓丘脑前束：位于前索，起自Ⅰ、Ⅳ、Ⅴ、Ⅶ、Ⅷ层的神经元，止于背侧丘脑腹后核，上行，传导身体对侧的粗糙触觉和压觉。

⑤ 皮质脊髓侧束：位于外侧索，起自大脑皮质运动中枢，止于前角运动细胞，下行，控制骨骼肌的随意运动。

⑥ 皮质脊髓前束：位于前索，起自大脑皮质运动中枢，止于前角运动细胞，下行，控制骨骼肌的随意运动。

（二）脑干

脑干（brain stem）位于脊髓与间脑之间，颅后窝的前部内，自下而上由延髓、脑桥和中脑三部分组成（图 2.31）。

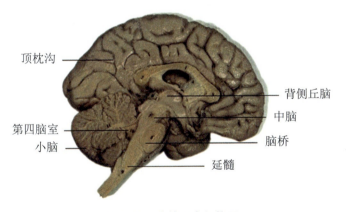

顶枕沟

背侧丘脑

中脑

第四脑室

脑桥

小脑

延髓

图 2.31　脑的正中矢状面

1. 脑干的外形

（1）延髓（medulla oblongata）

形似倒置的圆锥体，其下界平枕骨大孔与脊髓相连，上界与脑桥以腹侧面的延髓脑桥沟和背侧面的髓纹为界。

① 腹侧面正中有前正中裂，锥体在前正中裂的两侧，由下行锥体束纤维构成。锥体外侧的隆起称橄榄，内有下橄榄核。锥体和橄榄间的前外侧沟有舌下神经出脑。橄榄外侧有后外侧沟，舌咽神经、迷走神经、副神经自上而下由此出脑。

② 背侧面可分为上下两部分,上部为菱形窝的下半,下部后正中沟两侧有薄束结节和楔束结节。楔束结节外侧是小脑下脚,由进入小脑的纤维组成。

(2) 脑桥(pons)

下缘借延髓脑桥沟与延髓分界,沟中从内侧向外侧有展神经、面神经和前庭蜗神经穿出,上缘与中脑的大脑脚相连接。

① 腹侧面:宽阔膨隆称基底部,正中有基底沟容纳基底动脉。基底沟外后为小脑中脚,两者交界处有三叉神经根。

② 背侧面:形成菱形窝的上半,外上界为左右小脑上脚,两脚间为上髓帆,参与构成第四脑室顶。

(3) 中脑(midbrain)

形体较小,中间的室腔为中脑水管。上界为间脑的视束,下界为脑桥的上缘。

① 腹侧面:两侧各有一柱状隆起,称为大脑脚。两脚之间为脚间窝,动眼神经由此出脑。

② 背侧面:四叠体,上对为上丘,是视觉和听觉反射中枢。下对为下丘,其下方有滑车神经出脑。

(4) 菱形窝(rhomboid fossa)

菱形窝由延髓和脑桥的背侧面共同构成,呈菱形。上外界为小脑上脚,下外界为薄束结节、楔束结节和小脑下脚,2 个侧角为第四脑室外侧隐窝。

菱形窝的结构包括自上角至下角的正中沟,在正中沟两侧与之平行的界沟。髓纹起自正中沟至侧角,为延髓与脑桥的分界线。在正中沟与界沟间有内侧隆起。髓纹上方内侧隆起的膨隆部为面神经丘,其深面有展神经核。髓纹下方为舌下神经三角,深部有舌下神经核。舌下神经三角的外下方有迷走神经三角,深部有迷走神经背核。在界沟外侧是前庭区,内含前庭神经核。在前庭区外侧有听结节,内含蜗背侧核。

(5) 第四脑室(fourth ventricle)

第四脑室(图 2.31)位于延髓、脑桥和小脑之间,底为菱形窝。第四脑室向上通中脑水管,向下通脊髓中央管,通过 2 个外侧孔及 1 个正中孔通蛛网膜下腔的小脑延髓池。

2. 脑干的内部结构

脑干内部由灰、白质构成,有第 3～12 对脑神经核。灰质形成神经核,包括脑神经核和非脑神经核。白质形成上、下行传导束及联系核团间的纤维束。网状结构为灰、白质交织区域。

(1) 脑干的灰质

脑干神经核的排列规律,自界沟由内向外分为一般躯体运动核、特殊内脏运动核、一般内脏运动核、一般内脏感觉核、特殊内脏感觉核、一般躯体感觉核、特殊躯体感觉核。

① 一般躯体运动核:a. 动眼神经核:支配上睑提肌、上直肌、内直肌、下斜肌、下直肌。b. 滑车神经核:交叉出脑,支配上斜肌。c. 展神经核:支配外直肌。d. 舌下神经核:支配舌内、外肌。

② 特殊内脏运动核(向腹侧迁移):a. 三叉神经运动核:支配咀嚼肌、下颌舌骨肌、二腹肌前腹。b. 面神经核:支配全部表情肌、二腹肌后腹、茎突舌骨肌、镫骨肌。c. 疑核:纤维加入舌咽、迷走、副神经,支配咽喉肌。d. 副神经核:脊髓部发出纤维组成副神经脊髓根,支配胸锁乳突肌和斜方肌。

③ 一般内脏运动核：a. 动眼神经副核：支配瞳孔括约肌和睫状肌。b. 上泌涎核：纤维加入面神经，支配泪腺、舌下腺、下颌下腺及口腔鼻腔的腺体。c. 下泌涎核：纤维加入舌咽神经，经耳神经节，支配腮腺的分泌。d. 迷走神经背核：纤维经迷走神经，在器官内节和旁节交换神经元，节后纤维管理颈胸腹腔内脏平滑肌、心肌、腺体的运动和分泌。

④ 一般内脏感觉核：孤束核：接受内脏器官的黏膜血管壁的一般内脏感觉纤维。

⑤ 特殊内脏感觉核：孤束核背侧小部分，接受面神经、舌咽神经和迷走神经传入的味觉纤维。

⑥ 一般躯体感觉核（向腹外侧迁移）：a. 三叉神经脊束核：额、面、鼻、口腔黏膜的痛温觉。b. 三叉神经脑桥核：额、面、鼻、口腔的触压觉。c. 三叉神经中脑核：与额面部的本体感觉有关。

⑦ 特殊躯体感觉核：a. 蜗神经核：接受通过蜗神经传导的听觉神经纤维，发出第 2 级听觉纤维。b. 前庭神经核：前庭神经的纤维一部分直接经小脑下脚入小脑，其他纤维到达前庭神经核。

非脑神经核，属上、下行传导通路的中继核：

① 延髓：薄束核，楔束核，与传导躯干、四肢的本体感觉有关。

② 脑桥：脑桥核，此核发出的纤维组成小脑中脚至小脑，与锥体外系有关。

③ 中脑：红核、黑质，与锥体外系有关，调节肌张力。

（2）脑干内的白质

由大量上、下行纤维束与横行纤维束组成。

① 上行纤维束：上行传导通路中第 2 级神经元发出的纤维交叉至对侧，再上行至背侧丘脑或后丘脑，称为丘系。脑干内有四个丘系。a. 内侧丘系：由薄束核、楔束核发出纤维交叉至对侧上行，形成内侧丘系，终于背侧丘脑。传导对侧躯干、四肢的本体感觉与精细触觉。b. 脊髓丘系即脊髓丘脑束：脊髓丘脑束上行入脑干，组成脊髓丘系，终于背侧丘脑。传导对侧躯干、四肢的痛温觉与粗略触压觉。c. 外侧丘系：由蜗神经核发出的纤维交叉（大部分）聚集而成。d. 三叉丘系：由三叉神经脑桥核和脊束核发出的神经纤维向对侧交叉形成，终于背侧丘脑。传导对侧头面部皮肤和口鼻腔黏膜的痛温与触压觉。

② 下行纤维束：由大脑皮质躯体运动中枢发出的纤维束称锥体束，可分为皮质核束与皮质脊髓束。a. 皮质脊髓束：控制躯干，四肢骨骼肌随意运动。b. 皮质核束：控制脑干内躯体运动核团支配的骨骼肌运动。

（3）网状结构

脑干的中央部，由灰、白质交织构成。网状结构的功能有维持大脑皮质觉醒、引起睡眠、调节骨骼肌张力及内脏活动等，是人体重要的基本生命中枢。

（三）小脑

小脑（cerebellum）位于颅后窝，脑干的背面，借下、中、上 3 对脚分别与延髓、脑桥和中脑相连（图 2.31）。分为小脑蚓及小脑半球。小脑呈卵圆形，上面平坦，下面膨隆。在小脑半球下面前内侧部，靠近枕骨大孔，各有一突起称小脑扁桃体，当颅内压增高时，小脑扁桃体可嵌入枕骨大孔，压迫延髓，危及生命。小脑表面有许多大致平行的横沟，以原裂和后外侧裂分为 3 叶：绒球小结叶、小脑前叶和小脑后叶。小脑核包括 4 对，位于第四脑室顶的上方，自外侧向内侧为齿状核、栓状核、球状核和顶核。

（四）间脑

间脑（diencephalon）在中脑和端脑之间，基本被两侧大脑半球所掩盖，其室腔为第三脑室。间脑分为背侧丘脑、后丘脑、上丘脑、下丘脑和底丘脑5部。

1. 背侧丘脑

与后丘脑是各种感觉通路传向大脑皮质的最后中继站。位于下丘脑的背上方，由两个卵圆形的灰质块借丘脑间联合连接而成，中夹第三脑室。

（1）形态：前端狭窄，称丘脑前结节。后端膨大，称丘脑枕。内侧面为第三脑室腔面，有下丘脑沟，是背侧丘脑和下丘脑的分界线。

（2）第三脑室：侧壁为背侧丘脑及下丘脑。第三脑室向前上借左、右室间孔连通侧脑室，向后下借中脑水管连通第四脑室。

（3）背侧丘脑的内部构造：背侧丘脑由灰质核团所组成，被"Y"形的内髓板分割成前核群、内侧核群和外侧核群三大核群。其中外侧核群的腹后核为重要的特异性中继核团，腹后内侧核：接受三叉丘系、味觉纤维，投射到大脑皮质中央后回，腹后外侧核：接受内侧丘系、脊髓丘脑束纤维，投射到大脑皮质中央后回。

2. 后丘脑

在背侧丘脑枕的下外方，包括内侧膝状体和外侧膝状体。

（1）内侧膝状体：接受下丘臂的听觉纤维，投射到大脑皮质听觉中枢。

（2）外侧膝状体：接受视束，投射到大脑皮质视觉中枢。

3. 上丘脑

在第三脑室顶的周围，包括丘脑髓纹、缰三角、缰连合、松果体和后连合。松果体为内分泌器官。

4. 下丘脑

位于背侧丘脑下方，组成第三脑室的底，包括视交叉、灰结节、漏斗和乳头体。下丘脑是调节内脏活动的较高级中枢，对摄食、水平衡、内分泌等的调节起重要作用。下丘脑主要核团的纤维联系如下：

（1）视上核：由视上垂体束投射到垂体后叶，具有分泌加压素的作用。

（2）室旁核：由室旁垂体束投射到垂体后叶，具有分泌催产素的作用。

5. 底丘脑

位于间脑和中脑之间，主要包括底丘脑核和未定带。

（五）端脑

端脑（telencephalon）占颅内的大部，包盖间脑与小脑，左、右2个大脑半球以大脑纵裂为界，以胼胝体相连。

1. 端脑的外形

（1）主要的沟和裂：每个大脑半球有3个主要脑沟，包括中央沟、外侧沟和顶枕沟。大脑纵裂位于左右大脑半球间，呈矢状位，内有大脑镰，裂底有胼胝体。大脑横裂位于大脑与小脑间，呈水平位，内有小脑幕。

（2）端脑的分叶：分成5叶，包括额叶、顶叶、枕叶、颞叶和岛叶（图2.32）。

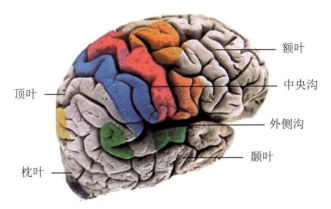

图 2.32　大脑半球外侧面

（3）大脑半球外侧面各叶的沟和回。

① 额叶的沟和回：中央前沟、中央前回、额上沟、额下沟、额上回、额中回、额下回。

② 顶叶的沟和回：中央后沟、中央后回、顶内沟、顶上小叶、顶下小叶、缘上回、角回。中央前、后回上端在内侧面合成中央旁小叶。

③ 颞叶的沟和回：颞上沟、颞下沟、颞上回、颞横回、颞中回、颞下回。

（4）在大脑半球内侧面的沟和回：距状沟、楔叶、舌回、胼胝体沟、扣带沟、中央旁小叶、扣带回、边缘支。

（5）在大脑半球底面的沟和回。

① 额叶的沟和回：嗅束沟、直回、眶回。

② 颞叶的沟和回：侧副沟、钩、海马旁回、齿状回、海马（海马旁回与齿状回突至侧脑室下角底壁的弓形隆起）。

2．端脑的内部构造

（1）侧脑室：位于大脑半球内，左右各一，前部以室间孔（位于丘脑前结节与穹窿之间）与第三脑室相通。分 4 部：中央部位于顶叶内，前角位于额叶内，后角位于枕叶内，下角位于颞叶内。中央部和下角内有脉络丛，是产生脑脊液的主要部位。

（2）基底核：是大脑半球内的灰质核团，位于脑底附近，包括尾状核、豆状核、屏状核和杏仁体，尾状核和豆状核组成纹状体。主要功能有骨骼肌的运动协调和维持肌张力。

3．大脑皮质功能定位

（1）第 1 躯体运动区：中央前回及中央旁小叶的前部。

（2）第 1 躯体感觉区：中央后回及中央旁小叶的后部。

（3）第 1 视区：距状沟上下的枕叶皮质。一侧损伤引起同向性偏盲。

（4）第 1 听区：颞横回。一侧损伤不致全聋。

（5）语言中枢：

① 听觉性语言中枢：颞上回后部。

② 视觉性语言中枢：角回。

③ 书写中枢：额中回后部。

④ 运动性语言中枢：额下回后部。

4．大脑半球的髓质

（1）连合纤维：连接左右大脑半球皮质的纤维，有胼胝体、前连合和穹窿连合。

(2) 联络纤维:连接同侧半球各叶皮质之间的纤维。

(3) 投射纤维:连接大脑皮质与脑的其他部分及脊髓之间的上、下行纤维。此纤维绝大部分集中经过内囊(internal capsule)。

内囊为位于尾状核、背侧丘脑与豆状核之间的白质层。在端脑的水平切面上,内囊呈尖端向内侧的"V"字形,可分为3部。

① 内囊前肢:位于尾状核头与豆状核之间,含额桥束及丘脑前辐射。

② 内囊后肢:在背侧丘脑与豆状核之间,内囊后肢按其部位又可划分为3部。a. 丘脑豆状核部:在豆状核与背侧丘脑之间,主要含皮质脊髓束、皮质红核束和丘脑中央辐射。b. 豆状核后部:含视辐射和枕桥束。c. 豆状核下部:在豆状核下方连于颞叶的纤维。有听辐射和颞桥束。

③ 内囊膝部:前、后肢集合处,含皮质核束。

内囊是大脑半球内部的重要构造之一,是投射纤维的主要通路,当供给此区的血管有出血或血栓时,常累及某一侧内囊,患者可出现"三偏症",即对侧偏身感觉缺失、对侧偏瘫、对侧偏盲。

三、思考题

(1) 名词解释:白质、脑干、视交叉、基底核。

(2) 简述菱形窝的边界。

实验十四　周围神经系统

一、实验目的

(1) 掌握:脊神经的组成、性质、分支分布及纤维成分;脑神经的名称、顺序、连脑部位和进出颅部位。

(2) 熟悉:交感神经和副交感神经的特点和区别。

二、实验内容

(一) 脊神经

脊髓前外侧沟发出的前根和后外侧沟发出的后根在椎间孔处合成脊神经(spinal nerves),共31对,其中颈神经8对,胸神经12对,腰神经5对,骶神经5对,尾神经1对(图2.33)。

(1) 脊神经的纤维成分

① 躯体感觉纤维:皮肤、骨骼肌、腱和关节的感受器。

② 躯体运动纤维:骨骼肌。

③ 内脏感觉纤维:内脏感受器。

④ 内脏运动纤维:平滑肌、心肌、竖毛肌、腺体。

（2）脊神经的分支

① 前支：混合性神经支，涉及躯干前外侧和四肢的皮肤和肌肉。除胸神经的前支外，其他脊神经的前支均分别吻合成神经丛。

② 后支。

③ 交通支。

④ 脊膜支。

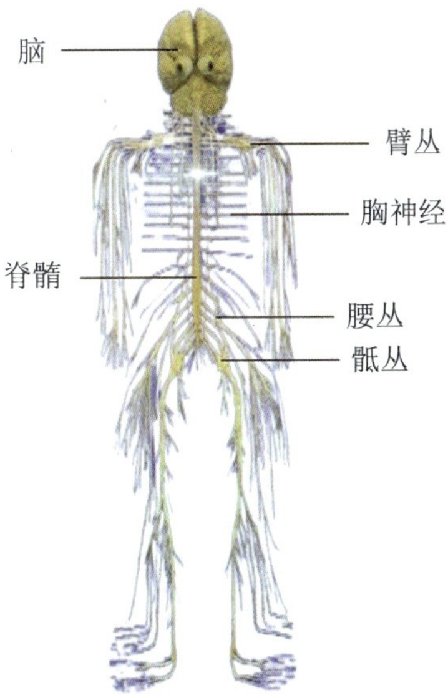

1．颈丛（cervical plexus）

胸锁乳突肌上部的深面，分支分为 2 类。

（1）皮支：自胸锁乳突肌后缘中点浅出，枕小神经分布于枕部，耳大神经分布于耳郭周围，颈横神经分布于颈前部，锁骨上神经分布于肩部等。

（2）肌支：主要有膈神经，由颈神经 3～5 前支组成。从前斜角肌前面经锁骨下动、静脉之间到肺根前方，再由心包外侧进入膈，分布于膈肌、心包、部分胸膜、腹膜和胆道。

图 2.33　神经系统整体观

2．臂丛（brachial plexus）

经斜角肌间隙穿锁骨后方进入腋窝。在腋窝内，于腋动脉周围，形成外侧束、内侧束和后束。

（1）锁骨上分支：多为短支，胸长神经分布于前锯肌，损伤后可产生"翼状肩"。

（2）锁骨下分支：多为长支。

① 胸内侧神经：分布于胸小肌、胸大肌。

② 胸外侧神经：分布于胸大肌、胸小肌。

③ 胸背神经：分布于背阔肌。

④ 腋神经：发自后束。穿四边孔绕肱骨外科颈进入三角肌深面。肌支分布于三角肌、小圆肌，皮支分布于肩部、臂外侧上部皮肤。损伤后，肩不能外展，呈"方肩"。

⑤ 肌皮神经：发自外侧束，穿喙肱肌至肱二头肌深面。肌支分布于肱二头肌、喙肱肌、肱肌，皮支分布于前臂外侧皮肤。

⑥ 正中神经：肌支分布于除肱桡肌、尺侧腕屈肌和指深屈肌尺侧半的前臂屈肌及第 1、2 蚓状肌，其返支分布于鱼际肌（拇收肌除外）。皮支分布于掌心、手掌桡侧三个半手指的掌面和大鱼际的皮肤。损伤后呈"猿掌"。

⑦ 尺神经：肌支分布于尺侧腕屈肌及指深屈肌的尺侧半。掌深支分布于小鱼际肌、拇收肌、骨间掌背侧肌和 3、4 蚓状肌。掌浅支分布于手掌面尺侧 1 个半手指掌面和小鱼际皮肤。手背支，从腕上方发出，分布于手背尺侧半及尺侧 2 个半手指背侧面皮肤。损伤后呈"爪形手"。

⑧ 桡神经：肌支分布于肱三头肌、肱桡肌、桡侧腕长伸肌，损伤后呈"垂腕"。皮支分布于臂后面及前臂后面的皮肤。浅支经肱桡肌深面从前臂中、下 1/3 交界处转向背侧至手背桡侧半及桡侧二个半手指背侧面皮肤。深支穿旋后肌从前臂背侧分布于前臂伸肌、桡尺侧关节、腕关节、掌骨间关节。

⑨ 臂内侧皮神经：分布于臂内侧、臂前面皮肤。

⑩ 前臂内侧皮神经：分布于前臂内侧区前、后面皮肤。

3．胸神经（thoracic nerve）

胸神经前支共 12 对，第 1～11 对行于肋间隙，第 12 对行于肋下。肌支分布于肋间肌、腹前外侧肌群。

4．腰丛（lumber plexus）

位置于腰大肌深面。自腰大肌外侧缘，自上而下有以下分支：髂腹下神经、髂腹股沟神经、股外侧皮神经、股神经、闭孔神经、生殖股神经。

5．骶丛（sciatic plexus）

由腰骶干、骶、尾神经前支组成。位于骨盆内梨状肌前面、髂血管后方。

（1）臀上神经：出梨状肌上孔分布于臀中、小肌及阔筋膜张肌。

（2）臀下神经：出梨状肌下孔分布于臀大肌。

（3）股后皮神经：分布臀区、股后区和腘窝的皮肤。

（4）阴部神经：出梨状肌下孔经坐骨小孔进入坐骨直肠窝分布于会阴诸肌和皮肤。

（5）坐骨神经：是全身最粗大的神经。出梨状肌下孔，经臀大肌深面、坐骨结节和股骨大转子之间至大腿后面，在股二头肌与半腱肌、半膜肌之间下行至腘窝。在腘窝上方分为胫神经和腓总神经。

① 胫神经：肌支分布于小腿后群肌和足底肌。皮支分布于小腿后面和足底的皮肤。损伤后呈"钩状足"。

② 腓总神经：沿腘窝外侧壁绕腓骨颈进入小腿，分为腓浅神经和腓深神经。腓浅神经分布于小腿外侧面、足背及趾背的皮肤。腓深神经肌支分布于小腿前群肌肉及足背肌。损伤后呈"马蹄内翻足"。

（二）脑神经

脑神经（cranial nerves）共 12 对，按其头尾侧排列顺序用罗马字母表示。

1．嗅神经（olfactory nerve）

传导嗅觉冲动。

2．视神经（optic nerve）

传导视觉冲动。

3．动眼神经（oculomotor nerve）

支配上直肌、下直肌、内直肌、下斜肌、上睑提肌、瞳孔括约肌、睫状肌。

4．滑车神经（trochlear nerve）

支配上斜肌。

5．三叉神经（trigeminal nerve）

分布于头面部皮肤、眼眶、口、鼻黏膜等，传导痛温觉和触压觉等浅感觉。分为 3 个主干，包括眼神经、上颌神经和下颌神经。

6．展神经（abducent nerve）

支配外直肌。

7．面神经（facial nerve）

（1）面神经管内发出的分支

① 鼓索:味觉纤维分布于舌前 2/3 味蕾,副交感纤维分布于下颌下腺、舌下腺。

② 岩大神经:分布于泪腺、鼻、腭黏膜腺。

③ 镫骨肌神经:支配镫骨肌。

(2) 颅外的分支:支配表情肌的运动,包括颞支、颧支、颊支、下颌缘支、颈支(图 2.34)。

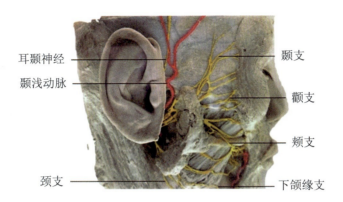

图 2.34　面神经(面部分支)

8. 前庭蜗神经(vestibulocochlear nerve)

包括前庭神经和蜗神经。

(1) 前庭神经:传导平衡觉。

(2) 蜗神经:传导听觉。

9. 舌咽神经(glossopharyngeal nerve)

(1) 鼓室神经:分布于鼓室、咽鼓管和乳突小房黏膜及腮腺。

(2) 颈动脉窦支:分布于颈动脉窦和颈动脉小球。

(3) 舌支:分布于舌后 1/3 黏膜和味蕾。

(4) 咽支:分布于咽肌及黏膜。

10. 迷走神经(vagus nerve)

迷走神经是脑神经中行程最长、分布最广的一对神经。经颈静脉孔出颅沿颈血管鞘内经锁骨下动脉前方进入胸腔,经肺根后方形成食管丛,向下集合成迷走前干和迷走后干,穿膈的食管裂孔进入腹腔。

(1) 颈部分支

喉上神经:在舌骨大角处分为内支和外支。内支与喉上动脉一起穿甲状舌骨膜,分布于声门裂以上的喉黏膜以及会厌、舌根等。外支支配环甲肌。

(2) 胸部分支

喉返神经:左侧绕主动脉弓、右侧绕右锁骨下动脉沿气管食管沟上行至喉,分布于除环甲肌以外的所有喉肌和声门裂以下的黏膜。

(3) 腹部分支

① 前干:胃前支和肝支,支配胃、肝。

② 后干:胃后支和腹腔支,支配胃、小肠、盲肠、升结肠、横结肠、肝、胰、脾、肾等。

11. 副神经(accessory nerve)

支配胸锁乳突肌和斜方肌。

12．舌下神经（hypoglossal nerve）

支配舌内、外肌。

（三）内脏神经系统

内脏神经系统包括内脏运动神经和内脏感觉神经，内脏运动神经分布于心脏、血管、内脏、腺体和竖毛肌，分为交感神经和副交感神经。

1．交感神经（sympathetic nerve）

（1）中枢部：脊髓胸1～腰3节段的灰质侧柱的中间外侧核。

（2）周围部：包括交感神经、交感干、节间支和交感神经丛等。

① 交感神经节：椎旁神经节有19～24对，椎前神经节有腹腔神经节、肠系膜上神经节、肠系膜下神经节、主动脉肾节。

② 交感干：椎旁神经节借节间支连成交感干，左右各1条。

③ 交通支：分为白、灰2个交通支。

2．副交感神经（parasympathetic nerve）

（1）中枢部：位于脑干的副交感脑神经核和脊髓骶2～4节段的骶副交感核。

（2）周围部：包括副交感神经节、器官旁节和器官内节。

① 颅部副交感神经：a．中脑动眼神经副核：节前纤维，随动眼神经入眶后，在睫状神经节换元，节后纤维分布于睫状肌和瞳孔括约肌。b．脑桥上泌涎核一部分节前纤维沿岩大神经至翼腭窝，在翼腭神经节换元，节后纤维分布于泪腺、鼻腔、口腔以及腭黏膜的腺体。另一部分节前纤维，沿鼓索加入舌神经，下颌下神经节换元，节后纤维分布于下颌下腺和舌下腺。c．延髓下泌涎核：节前纤维，经鼓室神经发出岩小神经至耳神经节换元，节后纤维分布于腮腺。d．延髓迷走神经背核：节前纤维，迷走神经在器官旁节或壁内节换元，节后纤维分布于颈、胸、腹腔脏器。

② 骶部副交感神经：节前纤维组成盆内脏神经，加入盆丛，在器官旁节或壁内节换元，节后纤维支配结肠左曲以下消化管和盆腔脏器。

三、思考题

（1）名词解释：臂丛、脑神经、交感干。

（2）简述三叉神经的分支。

实验十五　神经系统的传导通路

一、实验目的

（1）掌握：上行（感觉）传导通路、下行（运动）传导通路的组成。

（2）熟悉：视觉传导通路损伤后的表现。

二、实验内容

（一）感觉传导通路（sensory pathway）

1. 本体感觉传导通路

躯干和四肢意识性本体感觉和精细触觉传导通路由3级神经元组成。肌、肌腱、关节的意识性本体感觉和皮肤的精细触觉通过在脊神经节内的1级神经元，经中枢突进入脊髓后索，传入在薄、楔束核内的2级神经元，经内侧丘系交叉进入背侧丘脑腹后外侧核的3级神经元。发出丘脑中央辐射至中央后回的中、上部，中央旁小叶后部，中央前回。

2. 痛温觉和粗触觉压觉传导通路

（1）躯干四肢痛温觉和粗触觉压觉传导通路：由3级神经元组成。

躯干、四肢皮肤的痛温觉和粗触觉压觉通过在脊神经节内的1级神经元，中枢突经后根传入脊髓第Ⅰ、Ⅳ～Ⅶ层的2级神经元，上升1～2个节段经白质前连合交叉至对侧组成脊髓丘脑侧束（痛温觉），脊髓丘脑前束（粗触觉压觉）。后经背侧丘脑腹后外侧核3级神经元参与丘脑中央辐射，经内囊后肢投射到中央后回中、上部和中央旁小叶后部。

（2）头面部痛温觉和粗触觉压觉传导通路：由3级神经元组成。

头面部皮肤、口鼻腔黏膜浅感觉通过在三叉神经节内的1级神经元，经中枢突进入脑桥，传入三叉神经脑桥核（触觉）和三叉神经脊束核（痛温觉）2级神经元，经三叉丘系传入背侧丘脑腹后内侧核的3级神经元，经内囊后肢投射到中央后回下部。

3. 视觉传导通路和瞳孔对光反射通路

（1）视觉传导通路：由3级神经元组成。

视网膜最外层的视锥、视杆细胞为感受器细胞，中层双极细胞为1级神经元，最内层节细胞为2级神经元，其轴突合成视神经，经视交叉、视束传入外侧膝状体内的3级神经元，发出纤维形成视辐射通过内囊后肢投射到距状沟上下的视区。

视觉传导通路损伤后的表现：① 一侧视神经损伤：该眼视野全盲。② 视交叉中央部损伤：双眼视野颞侧半偏盲。③ 视交叉外侧部损伤：患侧视野鼻侧半偏盲。④ 一侧视束（视辐射、视区损伤）：双眼病灶对侧视野同向性偏盲。

（2）瞳孔对光反射通路。

视网膜→视神经→视交叉→双侧视束→上丘臂→顶盖前区→双侧动眼神经副核→动眼神经→睫状神经节→节后纤维→瞳孔括约肌→瞳孔收缩。

（二）运动传导通路（motor pathway）

运动传导通路由上、下运动神经元组成，主要为锥体系和锥体外系。

1. 锥体系

主要管理骨骼肌的随意运动，由上、下运动神经元组成，其中上运动神经元的轴突形成锥体束，包括皮质脊髓束与皮质核束。

（1）皮质脊髓束

中央前回中、上部和中央旁小叶前部的上运动神经元锥体细胞，经内囊后肢、大脑脚底中3/5的外侧部、脑桥基底部至延髓锥体的深面，75%～90%的纤维交叉形成锥体交叉，下行称皮质脊髓侧束。10%～25%的纤维不交叉，下行称皮质脊髓前束。经下运动神经元前角运动神经元分别支配躯干和四肢骨骼肌。

（2）皮质核束

中央前回下部的上运动神经元锥体细胞，经内囊膝、大脑脚底中 3/5 内侧部，向下陆续进入双侧动眼神经核、滑车神经核、展神经核、三叉神经运动核、面神经核上半部、疑核、副神经核，对侧面神经核下半部和舌下神经核，支配头颈部骨骼肌。

（3）上运动神经元和下运动神经元损伤后的临床表现

① 上运动神经元损伤：肌张力增高，痉挛性瘫痪，腱反射增高，病理反射阳性，肌萎缩短期内不明显。

② 下运动神经元损伤：肌张力降低，软瘫，腱反射降低或消失，病理反射阴性，肌萎缩短期内明显。

2. 锥体外系

调节肌张力、协调肌肉运动、维持体态姿势和习惯性动作等。

三、思考题

名词解释：上行传导通路、锥体系。

实验十六　脑和脊髓的被膜、血管及脑脊液循环

一、实验目的

（1）掌握：脑和脊髓的被膜组成；脑脊液及其循环。
（2）熟悉：脊髓和脑的血管分布。

二、实验内容

（一）脑和脊髓的被膜

脑和脊髓的表面包有 3 层被膜，由外向内依次为硬膜、蛛网膜和软膜。

1. 脊髓的被膜

（1）硬脊膜（dura mater spinalis）：硬脊膜与椎管内面骨膜之间称硬膜外隙，有疏松结缔组织、脂肪、淋巴管和静脉丛，有脊神经根通过。临床在此处进行硬膜外麻醉。

（2）脊髓蛛网膜（spinal arachnoid of mater）：硬脊膜和脊髓蛛网膜之间称硬膜下隙。

（3）软脊膜（pia mater spinalis）：在脊髓下端形成终丝。脊髓蛛网膜与软脊膜之间称蛛网膜下隙，腔内充满脑脊液。蛛网膜下隙下部称终池，自脊髓下端至骶 2 水平扩大，内有马尾。成人腰椎穿刺术常在第 3、4 或 4、5 腰椎间进行。

2. 脑的被膜

（1）硬脑膜（cerebral dura mater）：由两层合成，与颅盖骨连接疏松，在颅底部与颅骨结合紧密。由硬脑膜形成的结构有大脑镰、小脑幕、小脑镰、鞍膈和硬脑膜窦。

(2) 脑蛛网膜(cerebral arachnoid mater)：在上矢状窦附近形成许多绒毛状突起，称蛛网膜粒，脑脊液经此渗入硬脑膜窦。蛛网膜下隙较宽大处称为池，包括小脑延髓池、脚间池、交叉池和桥池。

(3) 软脑膜(pia mater)：软脑膜及其血管与室管膜上皮共同构成脉络组织。脉络组织中的血管反复分支成丛，连同其表面的软脑膜和室管膜上皮突入脑室形成脉络丛，产生脑脊液。

（二）脑的血管

(1) 颈内动脉：起自颈总动脉，经颅底颈动脉管入颅，进入海绵窦。依次分出大脑前动脉、大脑中动脉、脉络丛前动脉、后交通动脉。

(2) 椎动脉：起自锁骨下动脉，向上穿第6至第1颈椎横突孔，从枕骨大孔入颅腔，在脑桥下缘两椎动脉合成一条基底动脉。分支有脊髓前动脉、脊髓后动脉、小脑下后动脉。

(3) 基底动脉：分支有小脑下前动脉、迷路动脉、脑桥动脉、小脑上动脉、大脑后动脉。

(4) 大脑动脉环(Willis环)：由前交通动脉、两侧大脑前动脉起始段、两侧颈内动脉末端、后交通动脉和两侧大脑后动脉共同构成。位于脑底下方、蝶鞍上方，环绕视交叉、灰结节及乳头体。

（三）脑脊液及其循环

1．脑脊液

脑脊液(cerebrospinal fluid)的产生部位为各脑室的脉络丛。

2．脑脊液的循环

侧脑室→室间孔→第三脑室→中脑水管→第四脑室→第四脑室正中孔及两个外侧孔→蛛网膜下隙→蛛网膜颗粒→上矢状窦→回流入血。

三、思考题

(1) 名词解释：终池、蛛网膜粒。

(2) 简述脑和脊髓的被膜由内到外的层次。

（陈云帆　祖文轩　刘冬播）

第三章 组织学实验

实验十七 上皮组织

一、实验目的

(1) 掌握:单层柱状上皮的光镜结构;假复层纤毛柱状上皮的光镜结构;复层扁平上皮的光镜结构。

(2) 熟悉:上皮细胞游离面的结构及功能。

(3) 了解:上皮细胞基底面的结构和功能。

二、实验内容

被覆上皮主要分布于身体表面(表皮)或衬在体腔和有腔器官的内表面(腔面)。构成上皮的细胞一面是游离的称游离面,另一面以基膜与结缔组织相连的称基底面,细胞之间为侧面。被覆上皮的形态结构与其存在的部位、执行的功能密切相关。如复层上皮常以保护功能为主,单层上皮常以吸收功能为主。

(一) 单层柱状上皮(simple columnar epithelium)

1. 取材及染色

取材为猫胆囊;采用 HE 染色。

2. 肉眼观察

标本为一弧形。凹面呈锯齿状,染色较深,是胆囊的内表面(腔面),此处衬有单层柱状上皮。

3. 低倍镜观察

在标本的腔面可见许多不规则的突起,其表面可见细胞排列较为规则的一层结构即为单层柱状上皮。选择上皮排列较整齐的一段用高倍镜观察。

4. 高倍镜观察

单层柱状上皮(图 3.1)中细胞呈柱状,数量多,排列整齐而紧密;胞质染成粉红色,细胞轮廓不清;核为椭圆形,位于细胞的下 1/3 处,即近基底部,基膜不明显。

(二) 假复层纤毛柱状上皮(pseudostratified ciliated columnar epithelium)

1. 取材及染色

取材为兔气管;采用 HE 染色。

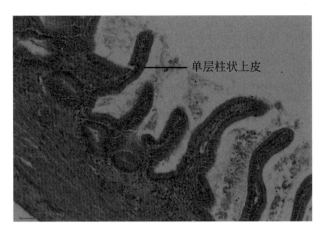

图 3.1　单层柱状上皮

胆囊,HE 染色

2．肉眼观察

标本是气管横切面,中央为管腔,上皮位于腔面。

3．低倍镜观察

在气管的腔面,可见有一层上皮,即假复层纤毛柱状上皮。上皮的细胞游离面有红色细线状结构为纤毛。上皮的细胞表面与基底面均很整齐,核排列在不同水平貌似复层。基底部有一条粉红色线状结构为基膜。

4．高倍镜观察

重点观察气管腔面的假复层纤毛柱状上皮(图 3.2),由 4 种细胞组成。

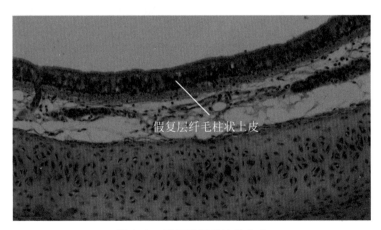

图 3.2　假复层纤毛柱状上皮

气管,HE 染色

(1) 柱状细胞:细胞呈柱状,顶部较宽到达腔面,游离面可见一排细小整齐的纤毛,胞质呈粉红色,细胞核椭圆形,多位于细胞的上 1/3 处,即近游离面。

(2) 杯状细胞:夹在柱状细胞之间,形如高脚酒杯(上端较膨大、下端狭窄),顶端到达腔面。顶部胞质呈空泡状,染色浅。核扁圆形或者倒三角形,位细胞基部,着色深。

(3) 梭形细胞:细胞呈梭形,两端尖细,中部略宽。核位于细胞中央膨大部。

(4) 锥形细胞:细胞体积小,呈锥体形。顶部不到达腔面,基部较宽,紧贴基膜。核小,圆形,染色较深。

基膜在假复层纤毛柱状上皮最为明显,位于上皮基底面即上皮和结缔组织之间,为一层染成粉红色的薄膜。

(三) 复层扁平上皮(stratified squamous epithelium)

1. 取材及染色

取材为人食管;采用 HE 染色。

2. 肉眼观察

中央白色区域为不规则形的管腔,周围红色区域为管壁。管壁的内表面(腔面)凹凸不平,紧贴腔面一层紫蓝色的部分即为复层扁平上皮。

3. 低倍镜观察

腔面的复层扁平上皮较厚,由多层细胞组成,从浅层细胞到深层细胞染色逐渐加深。上皮深面浅红色的区域为结缔组织,突入上皮内,使上皮与结缔组织交界处凹凸不平,呈波纹状。

4. 高倍镜观察

依次观察复层扁平上皮(图3.3)的浅层细胞至深层细胞。

(1) 浅层细胞:呈扁平形,核也较扁。多层扁平细胞互相交叉紧密排列。

(2) 中间细胞:细胞较大,呈多边形,核圆形位细胞中央,细胞界限较清楚。

(3) 基底细胞:最深的一层细胞较小,呈矮柱状或立方形,排列紧密。细胞核为椭圆形,染色较深,可见分裂相。

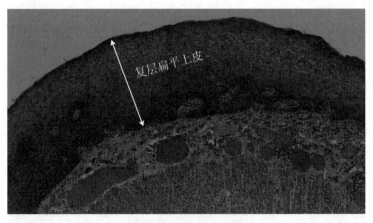

图 3.3　复层扁平上皮
食管,HE 染色

三、思考题

(1) 名词解释:内皮、间皮、微绒毛、纤毛。

(2) 简述被覆上皮的分类及其主要分布。

(3) 简述上皮细胞侧面的细胞连接和功能。

我国组织学、细胞学奠基人——马文昭院士

马文昭教授于1886年5月31日出生在河北省保定市西关厢一个农民家庭,少年时生活困苦,但他刻苦、勤奋,后受资助进通县协和书院学习,1915年毕业后在山西、河北等地行医。1919年在协和医学院E.V.Cowdry教授的指导下开始攻读组织学。1920年参与创建中国解剖学会,1920—1921年赴美国从事线粒体和高尔基复合体的研究。回国后在协和医学院解剖学科任教。1940—1941年任圣路易华盛顿大学细胞学科客座教授。1946年担任北京大学医学院院长兼任解剖学教研室主任。

中华人民共和国成立后,原卫生部拨专款为马文昭教授创建了"细胞学研究室"。马文昭教授对显示线粒体和高尔基体的技术进行了多项研究与改进,并总结出两者的主要成分是磷脂类。他在吗啡中毒的动物实验和临床研究中发现各种细胞高尔基体的数量发生变化,从而制定了检查吗啡中毒的技术方法以及治疗方案;在吗啡中毒和X线损伤的研究中发现并提出造血器官脾、淋巴结和骨髓结构的动态变化假说等。他于1963年出版了《磷脂类对于组织的作用》一书,总结其一生的研究成果,这些前瞻性的工作至今仍有宝贵价值。

马文昭教授是首批中国科学院院士,被授予全国劳动模范和先进工作者,1963年当选全国政协委员。1965年12月31日因病故去,享年79岁。马文昭教授是我国医学教育和科学研究领域杰出的科学家,他的卓越贡献和崇高品格将永远彪炳于史册。

实验十八　结缔组织

一、实验目的

(1) 掌握:疏松结缔组织中四种主要细胞和纤维的光镜结构;各种血细胞的光镜结构;透明软骨、骨单位的光镜结构。

(2) 熟悉:弹性软骨的光镜结构。

二、实验内容

(一) 疏松结缔组织(loose connective tissue)

1. 取材及染色

取材为大白鼠皮下组织;采用活体注射台盼蓝＋结缔组织特殊染色。

2. 制作方法

在大白鼠腹腔内隔日注射1%台盼蓝溶液2～3 mL,共注射3～4次,切开皮肤,取皮下结缔组织置于玻片上,用分离针将其撕开铺成薄片,固定后进行结缔组织特殊染色。该方法制备的标本常称为皮下撕片。

3．肉眼观察

可见紫蓝色薄片,厚薄不一。

4．低倍镜观察

可见许多纤维交织成网,细胞散在于纤维之间,选择背景颜色较浅的部位换高倍镜观察。

5．高倍镜观察

采用高倍镜观察疏松结缔组织如图3.4所示。

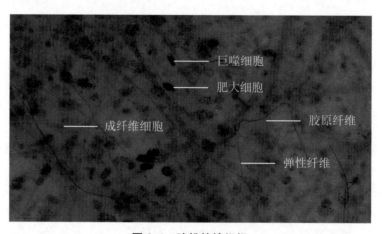

图3.4 疏松结缔组织

大白鼠皮下组织,活体注射台盼蓝+结缔组织特殊染色

（1）胶原纤维:数量较多,染成粉红色,呈较粗的带状,交叉排列,有的较直,有的呈波浪状。

（2）弹性纤维:染成紫蓝色,呈细丝状,交织成网,有分支,断端常卷曲。

（3）成纤维细胞:此数量最多。细胞质染色很浅,有的隐约可见,有的模糊不清。细胞核较大,呈椭圆形,染色浅。

（4）巨噬细胞:形态多样,呈卵圆形或不规则形。胞质内可见被吞噬的大小不等的紫蓝色颗粒(台盼蓝染料)。细胞核为圆形,小而色深,位于细胞中央。

（5）肥大细胞:常成群分布。胞体较大,呈椭圆形,胞质内密集着粗大的嗜碱性颗粒,细胞核小染色浅。

（6）脂肪细胞:细胞呈圆形或多边形,胞质呈空泡状,核扁位于细胞边缘。

（7）基质:在纤维和细胞外,构成整个标本的背景。

（二）血液（blood）

1．取材及染色

取材为人血;采用瑞氏染色。

2．血涂片制作

（1）采血:采血部位一般为无名指或耳垂,用酒精棉球消毒后将采血针迅速刺破皮肤,使血液流出,擦去第一滴血后以洁净的载玻片承接血滴,血滴位于距载玻片一端约1 cm处,注意载玻片不接触皮肤。

（2）涂片：左手平托载玻片，右手取另一载玻片，倾斜 30°～45°，一端置于血滴左侧的载玻片上，右手持另一端向右移动，使之接触血滴，待血滴散开呈一条线时，将右手载玻片在左手载玻片上匀速推向左侧，形成血膜。血膜厚度以能看到载玻片下方字迹为宜，末端呈舌形为佳，待其自然干燥。

（3）染色：取干燥的血涂片，以蜡笔或蜡块划出染色区，先滴加 Wright 染液至恰好布满染色区，染色 1～3 min 后再滴加等量蒸馏水与染液充分混合，约 10 min 后用流水轻洗，待其干燥即可。

3．低倍镜观察

血细胞分布均匀、分散。大量无核、染成橘红色的为红细胞，红细胞之间散在分布体积较大的有核细胞即为白细胞，核呈蓝紫色。

4．高倍镜观察

采用高倍镜观察血液如图 3.5 所示。

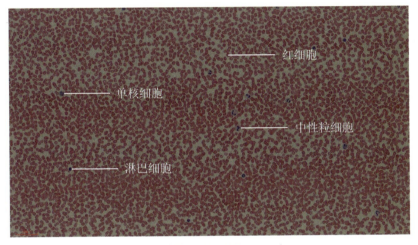

图 3.5　血液

人血，瑞氏染色

红细胞：数量多，双凹圆盘状，直径为 7.5 μm，无细胞核，胞质呈橘红色，中央染色浅，周围染色深。细胞大小一致，多属正面观。

白细胞：散在分布，体积较大，有核的细胞。

（1）中性粒细胞：白细胞中占比最多，占 50%～70%，故光镜下容易找到。细胞呈球形，直径为 10～12 μm，细胞核染成紫蓝色，有 2～5 个核叶，以 2～3 叶核居多，核叶间以细丝相连。有的核呈杆状，为较幼稚的细胞。细胞质呈粉红色，内含许多细小而均匀的淡紫红色颗粒。

（2）嗜酸性粒细胞：胞体一般比中性粒细胞大，直径为 10～15 μm，白细胞中占比0.5%～3%。细胞呈球形，核一般分两叶，呈紫蓝色。胞质浅粉红色，内含许多粗大而均匀的鲜红色颗粒。

（3）嗜碱性粒细胞：白细胞中占比最低，占 0%～1%，故镜下不易找到。细胞呈球形，直径为 10～12 μm，核呈"S"形或不规则形，着色浅。胞质内含大小不等、分布不均的深蓝紫色嗜碱性颗粒。细胞核常因被嗜碱性颗粒覆盖而显示不清。

（4）淋巴细胞：白细胞中占比较多的细胞，占 25%～30%。细胞呈球形，大小不一，其中直径为 6～8 μm 的小淋巴细胞占大多数,直径为 9～12 μm 的中淋巴细胞占少数。小淋巴细胞核为圆形或卵圆形,染色深呈紫蓝色,核的一侧往往有浅凹。细胞质少,染成天蓝色,胞质内可见少量嗜天青颗粒。

(5) 单核细胞:是体积最大的白细胞,直径为 14～20 μm,白细胞中占比 3%～8%。细胞呈球形,细胞核呈肾形或马蹄铁形,偏于细胞的一侧。细胞质较淋巴细胞丰富,为灰蓝色,含有分散而细小的嗜天青颗粒。

血小板:体积小,双凸圆盘状,直径为 2～4 μm,单个分布或聚集成群,每个血小板周围部分呈浅蓝色为透明区,中央部分为蓝紫色颗粒区。

(三) 透明软骨(hyaline cartilage)

1. 取材及染色
取材为气管;采用 HE 染色。

2. 肉眼观察
标本为气管横切面的部分结构。在外周染成蓝紫色的片状结构为透明软骨。

3. 低倍镜观察
从软骨表面逐步向中央进行观察。

(1) 软骨膜:为软骨周围一层染成红色的较致密的结缔组织,与周围的结缔组织分界不清。

(2) 软骨基质:均质状,浅蓝色,位于软骨细胞周围。

(3) 软骨细胞:软骨细胞单个或成群分布,位于软骨基质中,软骨细胞所在的腔隙称软骨陷窝。

4. 高倍镜观察
采用高倍镜观察透明软骨如图 3.6 所示。

周边的软骨细胞:较幼稚,胞体较小,呈扁圆形或梭形,长轴与软骨表面平行,常单个分布,排列紧密。

靠近软骨中部软骨细胞:体积逐渐增大,为卵圆形或不规则形,常形成同源细胞群。软骨细胞的核小,圆形或卵圆形,着色深。

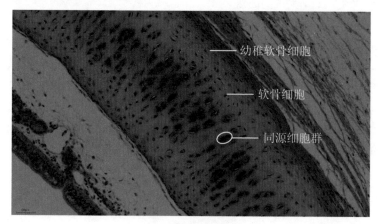

图 3.6　透明软骨

气管,HE 染色

软骨细胞所在的腔隙称软骨陷窝。软骨陷窝周围呈蓝紫色的软骨基质称软骨囊。生活状态时软骨细胞充满整个软骨陷窝。在制片过程中,软骨细胞常皱缩,胞体呈星形或不规则形,胞体不能完全充填软骨陷窝。有时整个软骨细胞因制片而脱落,只见空白的软骨陷窝。

(四) 弹性软骨(elastic cartilage)

1. 取材及染色

取材为人耳郭;采用弹性纤维染色。

2. 镜下观察

软骨细胞和透明软骨内的软骨细胞基本相似。基质内有许多染成紫蓝色的弹性纤维,且交织成网,在软骨囊周围特别致密,软骨中央的纤维多而粗,软骨边缘的纤维少而细,并于软骨膜的弹性纤维相连续。

(五) 骨磨片(ground section)

1. 取材及染色

取材为长骨密质骨横断磨片;采用石炭酸复红染色。

2. 制作

先将长骨干锯成薄片,然后放在磨石上磨成纸样骨片,染色后制成标本即可观察。制片过程中骨细胞及骨膜、血管、神经和骨髓等组织已经被去除,骨磨片上常无法显示,常仅见密质骨的骨板。

3. 低倍镜观察

骨磨片上散在分布着许多深染的圆形或卵圆形孔洞,大小不等,此为骨单位中央管的横切面,周围有数层同心圆排列的骨板(哈弗氏骨板),共同构成骨单位(哈弗氏系统)。骨单位的外侧缘可见一条折光较强的轮廓线,即黏合线。

4. 高倍镜观察

重点观察骨单位和间骨板(图 3.7)。

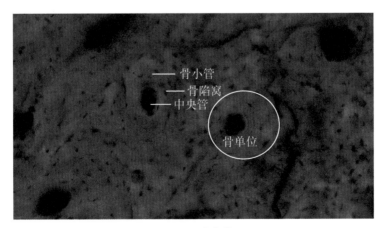

图 3.7 骨磨片

长骨横断,石碳酸复红染色

（1）骨单位（哈弗氏系统）：骨单位的中央有色深的中央管，周围由数层同心圆排列的骨板构成。

（2）间骨板：在骨单位之间可见几层平行排列的骨板，无中央管，形状不规则。

（3）骨陷窝：骨陷窝是骨细胞所在的腔隙，位于骨板内或骨板之间，为扁椭圆形，其分布与骨板走向一致。

（4）骨小管：骨陷窝的周围发出许多细丝状小管为骨小管，其内充填骨细胞的突起。相邻骨陷窝的骨小管彼此连通。在骨单位内，骨小管的走向大都与中央管长轴垂直，以此为中心向周围辐射，但不超越该骨单位的黏合线。

三、思考题

（1）名词解释：分子筛、同源细胞群、骨质、骨单位。

（2）简述疏松结缔组织四种主要细胞的光镜、电镜结构和功能。

（3）简述各种血细胞的主要结构特点和功能。

（4）简述软骨的组织结构和分类。

（5）简述长骨密质骨的结构。

实验十九　肌组织和神经组织

一、实验目的

（1）掌握：三种肌组织的光镜结构；多级神经元的光镜结构。

（2）熟悉：运动终板的光镜结构。

二、实验内容

（一）肌组织

肌组织（muscle tissue）主要由肌细胞构成，肌细胞因呈细长纤维状又称肌纤维。肌纤维的细胞膜称肌膜，其细胞质称肌浆或肌质。根据肌纤维的形态和功能不同可分 3 类：骨骼肌、心肌、平滑肌。

1. 骨骼肌（skeletal muscle）

（1）取材及染色：取材为人舌体；采用 HE 染色。

（2）肉眼观察：标本中长条形区域为纵切面，椭圆形区域为横切面。

（3）低倍镜观察：肌纤维染成粉红色，纵切面呈带状，横切面呈圆形、椭圆形或近似圆形，肌纤维之间有少量疏松结缔组织。

（4）高倍镜观察（图 3.8）

① 纵切面：肌纤维为带状，紧贴肌膜内面有多个扁椭圆形的细胞核。肌质内的肌原纤维沿肌纤维的长轴平行排列，由于排列紧密，不易分清。每条肌纤维上可见明暗相间的周期性横纹。

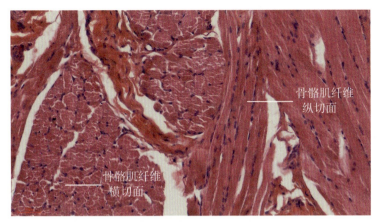

图 3.8　骨骼肌纤维
舌体,HE 染色

② 横切面:肌纤维呈圆形或近似圆形,肌纤维的边缘有一个或几个扁椭圆形的细胞核,注意与肌纤维周围结缔组织的成纤维细胞核区分开,肌质内有粉红色细点状的肌原纤维。

2. 心肌(cardiac muscle)

(1) 取材及染色:取材为猪心脏;采用 HE 染色。

(2) 低倍镜观察:心肌纤维排列方向较复杂,在切片中可看到心肌纤维的纵、横、斜三种切面,故要全面观察标本,熟悉各种切面。心肌纤维在纵切面呈条状,有分支,相互吻合。在横切面呈不规则圆形或椭圆形。

(3) 高倍镜观察(图 3.9)

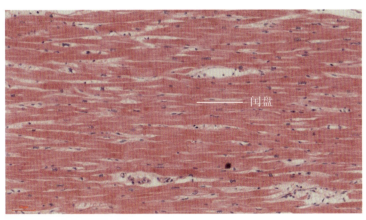

图 3.9　心肌纤维
心脏,HE 染色

① 纵切面:肌纤维呈条状有分支,并相互吻合。细胞核 1～2 个,呈卵圆形,位于细胞中央。核周肌质着色浅,部分心肌纤维的核周围可见脂褐素颗粒。肌纤维上有不如骨骼肌纤维明显的周期性横纹。相邻心肌纤维的连接处可见染色较深的横线即闰盘,是心肌纤维的特征性结构。肌纤维间有少量结缔组织。

② 横切面:肌纤维呈不规则的圆形或椭圆形,圆形的细胞核位于其中央,核周肌质着色浅,肌原纤维为粉红色,呈点状分布在肌质内。

3. 平滑肌(smooth muscle)

(1) 取材及染色:取材为猫小肠横切;采用 HE 染色。

(2) 肉眼观察:标本中央为小肠腔,肠腔周围为管壁。管壁内染色较红的部分即为平滑肌。

(3) 低倍镜观察:镜下可清楚地区分平滑肌纵、横切面。纵切面呈细长梭形,排列紧密,横切面呈大小不等圆点状。

(4) 高倍镜观察(图 3.10)

① 纵切面:肌纤维呈长梭形,排列紧密,彼此交错并相互嵌合,肌纤维之间有少量结缔组织。肌质染成均匀红色,细胞核呈杆状或椭圆形,位于细胞中央,有的细胞核因肌纤维收缩而呈螺旋形或边缘为锯齿形。

② 横切面:肌纤维呈大小不等、红色的圆形。直径较大的圆形,为肌纤维中部的横切面,其中央含有一个圆形细胞核。直径偏小的圆形,为肌纤维两端的横切面,未见到细胞核。

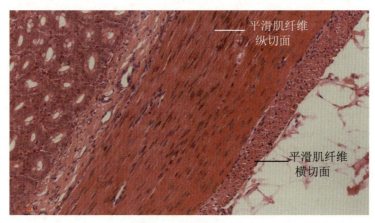

平滑肌纤维
纵切面

平滑肌纤维
横切面

图 3.10　平滑肌纤维

小肠,HE 染色

(二) 神经组织

神经组织(nervous tissue)由神经元和神经胶质细胞组成,神经元的轴突和包绕的神经胶质细胞构成神经纤维,周围神经纤维的终末部分形成神经末梢。

1. 多极神经元(multipolar neuron)

(1) 取材及染色:取材为猫脊髓横切;采用 HE 染色。

(2) 肉眼观察:脊髓横切面呈椭圆形,周围浅红色的是白质,中央呈蝴蝶形染色较深的部分为灰质。灰质一端较宽短粗的为前角,另一端较细长的为后角。重点观察前角(图 3.11)。

(3) 低倍镜观察:前角内有散在分布、体积较大、染色较深的细胞,即为多极神经元,有的可见多个被切断的突起。神经元周围有较多的细胞核,主要为神经胶质细胞的核。选择体积较大、有突起或有细胞核的神经元进行高倍镜观察。

(4) 高倍镜观察:神经元形态不规则,由胞体发出的突起多被切断。胞质内有许多紫蓝色的斑块状或颗粒状结构为尼氏体(图 3.12),是神经元胞质的特征性结构之一。胞核大而圆,染色浅,核仁明显,位于细胞中央。神经元周围有许多形状不同的神经胶质细胞核。神经元与神经胶质细胞之间的结构即为被切断的神经元突起。

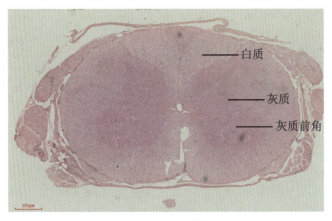

图 3.11 脊髓横切
脊髓，HE 染色

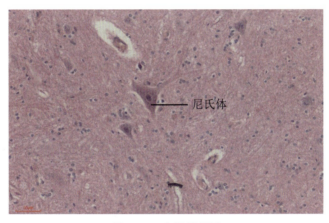

图 3.12 多极神经元
脊髓灰质，HE 染色

2. 运动终板(motor end plate)

(1) 取材及染色：取材为肋间肌压片；采用氯化金染色。

(2) 低倍镜观察：背景为许多长圆柱状骨骼肌纤维，平行排列，肌细胞核未被染色。神经元的轴突及轴突终末部分被染成黑色，膨大的轴突终末附着在骨骼肌纤维表面。

(3) 高倍镜观察(图 3.13)：骨骼肌纤维可见明暗交替的周期性横纹。运动神经元的轴突终末呈葡萄样膨大，附着于骨骼肌纤维表面，称运动终板。

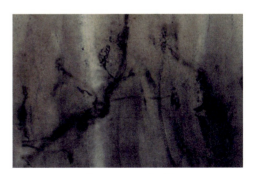

图 3.13 运动终板
肋间肌压片，氯化金

三、思考题

(1) 名词解释：肌节、闰盘、肌浆网、横小管、尼氏体、运动终板。

（2）简述三种肌纤维的光镜结构。

（3）简述神经元胞体两种特征性结构的形态和功能。

（4）简述化学性突触的电镜结构和功能。

神经元学说创立者——卡米洛·高尔基

1873年,卡米洛·高尔基阐明应用"神经组织金属浸染法"可以观察到神经组织成分。这就是"黑色反应"(black reaction)的发现,它基于神经组织在重铬酸钾溶液中被固定和硝酸银沉淀的过程而对脑组织染色。这个以 Golgi 命名的革命性染色方法（Golgi 浸染法）可以随机地使有限数量的神经元及其突起完整地可视化。1875年,他发表了用 Golgi 浸染法所观察的嗅球结构图。1885年,他出版了《神经系统器官显微解剖学》。1878年,他描述了肌腱感受器 Golgi 氏腱器。在 1886—1892 年期间,Golgi 又对疟疾的病因研究感兴趣,他鉴定了三种寄生虫和三种热型,在长期探索之后他终于在 1890 年发现如何用显微照相技术记录寄生虫在血液中的生活周期。1898年,他还发现神经细胞内膜性结构 Golgi 氏复合体,历史证明,这一发现是细胞生物学研究中的真正突破,但是当时很多学者认为它仅仅是一种染色假象,直到 20 世纪电子显微镜技术问世才得以确认。Golgi 氏复合体在细胞内蛋白质分装、运输和靶位定向过程中起关键作用,这个胞内结构的发现使 Golgi 在世界细胞和分子生物学领域成为被引用最多的科学家。因为在"神经系统结构"上的杰出贡献,他与西班牙组织学家 Santiago Ramón y Cajal 分享了 1906 年的诺贝尔生理学或医学奖。

（贺文欣　柴继侠）

实验二十　组织学各论(一)

一、实验目的

（1）掌握：胃、十二指肠的光镜结构；肝、胰的光镜结构；肺的光镜结构。

（2）熟悉：食管管壁的光镜结构；气管管壁的光镜结构。

二、实验内容

（一）胃(stomach)

1. 取材及染色
取材为猫胃底部；采用 HE 染色。

2. 低倍镜观察
区分胃壁的四层组织结构,重点观察呈紫蓝色的部分即黏膜（图 3.14）。

（1）黏膜：较厚,黏膜表面的凹陷为胃小凹。上皮为单层柱状上皮,主要由表面黏液细胞构成。固有层内含有大量的胃底腺,胃底腺之间有少量的结缔组织。胃底腺为管状腺,在切片中被切成纵、横或斜切面。胃底腺主要由染成红色的壁细胞和蓝色的主细胞两种细胞构成,注意这两种主要细胞分布上的特点。黏膜肌层较薄,由平滑肌纤维构成,分内环行和外纵行两层。

(2) 黏膜下层:为疏松结缔组织,内有血管和神经。

(3) 肌层:较厚,由内斜、中环、外纵的平滑肌纤维构成。

(4) 外膜:为浆膜,由疏松结缔组织和间皮组成。

3. 高倍镜观察

选一外形完整的纵切胃底腺,移入视野中央,换高倍镜观察。重点观察黏膜上皮的表面黏液细胞和固有层中的胃底腺(图 3.14)。

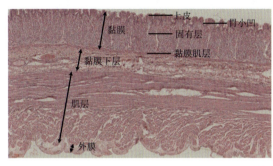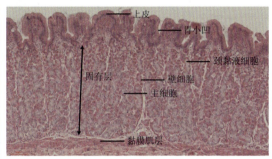

图 3.14　胃

猫胃底,HE 染色

(1) 表面黏液细胞:细胞呈柱状,界限清晰,胞质着色浅或呈空泡状,细胞核呈卵圆形,位于细胞的基底部。

(2) 胃底腺:主要由主细胞、壁细胞和颈黏液细胞构成。

① 主细胞:数量较多,多分布于腺的体部和底部。细胞呈柱状,核圆,位于细胞的基底部,胞质嗜碱性,染成淡蓝色。

② 壁细胞:多分布于腺的颈部和体部。细胞体积较大,呈圆形或锥形,核圆,1～2 个,位于细胞的中央,胞质嗜酸性,染成红色。

③ 颈黏液细胞:位于腺的颈部,数量较少,细胞呈楔形,胞质染色浅淡,核扁圆形,位于细胞的基底部。这种细胞较不易辨认。

(二) 十二指肠(duodenum)

1. 取材及染色

取材为猫十二指肠;采用 HE 染色。

2. 低倍镜观察

区分十二指肠管壁四层组织结构。近管腔面染成淡紫红色的部分是黏膜,向外依次是黏膜下层、肌层和外膜(图 3.15)。

(1) 黏膜:表面有许多肠绒毛,呈叶状,突入肠腔,在切片中肠绒毛呈纵切、横切或斜切。肠绒毛的表面为单层柱状上皮,其内为肠绒毛的固有层,主要由结缔组织构成,内含毛细血管、散在的平滑肌纤维、中央乳糜管等。上皮外侧的固有层内可见切成不同形状的小肠腺,为管状腺,其开口在肠绒毛之间。固有层的外侧为黏膜肌层,主要由内环行和外纵行的两薄层平滑肌纤维组成。

（2）黏膜下层：较厚，为细密的结缔组织，内含有小血管、神经（如黏膜下神经丛）、黏液性的十二指肠腺。

（3）肌层：主要由平滑肌纤维构成，分内环、外纵两种走形。内环、外纵两层平滑肌纤维之间可有染色浅淡的肌间神经丛，周围有结缔组织包裹。

（4）外膜：为疏松结缔组织和间皮组成的浆膜。

3．高倍镜观察

重点观察肠绒毛、小肠腺和十二指肠腺（图3.15）。

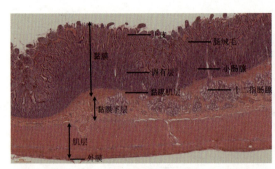 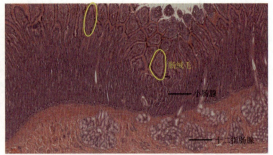

图 3.15　十二指肠

猫十二指肠，HE 染色

（1）肠绒毛

① 表面的上皮：为单层柱状上皮，主要由吸收细胞和杯状细胞构成。吸收细胞呈柱状，数量多，胞质染成粉红色，腔面可见深红色、线条状的纹状缘；核椭圆形，位于基底部，排列整齐。在吸收细胞间夹有少量杯状细胞，呈高脚酒杯状，胞质着色浅或空泡状，核扁圆或三角形，位于基底部。

② 中轴的固有层：为结缔组织，其内有丰富的毛细血管、散在平滑肌纤维，有时中轴可见管腔大而不规则、管壁主要由内皮细胞和薄层结缔组织构成的中央乳糜管。

（2）小肠腺

位于固有层内，为单管状腺，镜下可见到各种切面。注意观察小肠腺的各种细胞。

① 吸收细胞和杯状细胞：与肠绒毛上皮的细胞相似。

② 潘氏细胞：也称帕内特细胞，是小肠腺的特征性细胞，常三五成群位于小肠腺的底部。细胞呈锥体形，核圆位于基底部，顶部胞质内含有粗大的嗜酸性分泌颗粒。

③ 未分化细胞和内分泌细胞：一般不易观察。

（3）十二指肠腺

位于黏膜下层，由黏液性的腺细胞组成，细胞呈锥形，核扁圆形，位于细胞基底部，胞质着色浅。

（三）肝（liver）

1．取材及染色

取材为猪肝；采用 HE 染色。

2. 低倍镜观察

肝脏被结缔组织分隔成许多不规则的肝小叶(图3.16)(人的肝小叶周围结缔组织很少,故肝小叶间界限不清晰,而猪的肝小叶周围结缔组织较多,故界限明显)。肝小叶的中央圆形、壁薄的管腔是中央静脉,在中央静脉的周围呈放射状排列的肝细胞索是肝板,肝板间的大而不规则的腔隙是肝血窦。相邻数个肝小叶之间的角形区域称门管区,其内结缔组织较丰富,有3种伴行的管道即小叶间动脉、小叶间静脉和小叶间胆管。

3. 高倍镜观察

选择典型的肝小叶和门管区进行观察(图3.16)。

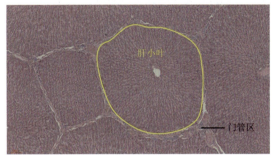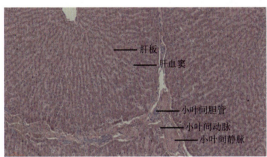

图 3.16　肝
猪肝,HE 染色

(1) 肝小叶

① 中央静脉:是肝小叶中央的不规则腔隙,其管壁不完整,与肝血窦相通,腔内有时可见血细胞。

② 肝板:由肝细胞排列而成,切片中呈索条状,也称肝索。肝细胞体积较大,呈多边形,核圆,位于细胞中央,双核多见,核仁明显,胞质嗜酸性,其内常见嗜碱性的结构。

③ 肝血窦:为肝板间大而不规则的腔隙。窦壁的内皮细胞核扁而小,染色深。窦腔内除了血细胞外常可见形状不规则、嗜酸性的肝巨噬细胞。

(2) 门管区:为相邻几个肝小叶之间的结缔组织小区,内含有三种伴形的管道。

① 小叶间胆管:由单层立方上皮构成,细胞核圆、较大、染成紫蓝色。

② 小叶间动脉:管腔小而圆,管壁厚,主要由几层平滑肌纤维构成。

③ 小叶间静脉:管腔大、不规则,管壁薄,平滑肌纤维较少。

(四) 胰腺(pancreas)

1. 取材及染色

取材为人胰腺;采用 HE 染色。

2. 低倍镜观察

胰腺实质被结缔组织分成许多胰腺小叶。胰腺实质由外分泌部和内分泌部(胰岛)组成(图3.17)。胰的外分泌部由腺泡和导管构成,在小叶间的结缔组织内可见大的导管(小叶间导管)和血管等。

(1) 外分泌部:腺泡为浆液性腺泡,腺细胞的胞质着色深,核圆形,位于细胞基底部。

(2) 内分泌部:也称胰岛,为胰腺外分泌部之间大小不一、染色较浅的细胞团。

3．高倍镜观察

具体如图 3.17 所示。

(1) 浆液性腺泡：腺细胞呈锥形，核圆，位于细胞基底部，细胞顶端染色较浅，基底部染色较深。

(2) 泡心细胞：浆液性腺泡的腔内有体积小、着色浅的扁平或立方形的泡心细胞。

(3) 胰岛：为胰腺外分泌部之间、大小不等、着色浅的细胞团，细胞排列不规则。细胞间毛细血管丰富。

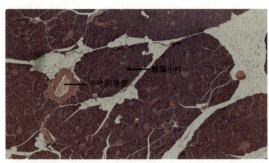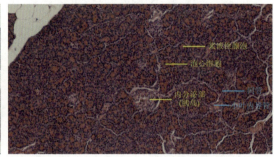

图 3.17　胰腺

人胰腺，HE 染色

(五) 肺(lung)

1．取材及染色

取材为人肺；采用 HE 染色。

2．低倍镜观察

可见大量染色浅淡、大小不等、形态不规则的泡状结构，即肺泡的断面。肺泡与肺泡之间的薄层结缔组织为肺泡隔。肺泡之间还可以找到各级肺内支气管、血管的断面。

(1) 导气部(图 3.18)

① 肺内小支气管：管腔较大，管壁由黏膜、黏膜下层和外膜构成。黏膜：表面被覆假复层纤毛柱状上皮，柱状细胞间夹有杯状细胞，外侧结缔组织内有少量环行平滑肌束。黏膜下层：由结缔组织组成，其中含少量混合腺。外膜：结缔组织内有较多的透明软骨片。

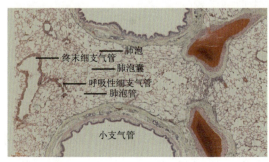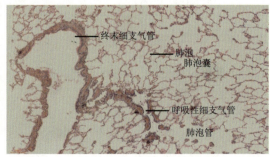

图 3.18　肺

人肺，HE 染色

② 细支气管：细支气管的管腔比小支气管小，管壁也薄。上皮是假复层纤毛柱状上皮

或单层纤毛柱状上皮,周围有较多平滑肌环绕。上皮中的杯状细胞、黏膜下层的混合腺及外膜的软骨片明显减少乃至消失。

③ 终末细支气管:管腔小,上皮是单层纤毛柱状上皮,杯状细胞、混合腺、软骨片完全消失,平滑肌形成完整的环行。

(2) 呼吸部(图3.18)

① 呼吸性细支气管:管壁上出现肺泡,故管腔不完整。管壁内衬有单层柱状或立方上皮,上皮外有少量结缔组织与平滑肌束。

② 肺泡管:肺泡管的管壁有多个肺泡开口,相邻肺泡开口处呈结节状膨大,内含平滑肌,染成红色,表面有立方形或扁平细胞覆盖。

③ 肺泡囊:由多个肺泡围成的囊状结构,无结节状膨大。

④ 肺泡:切片中大量的囊泡状结构,由单层肺泡上皮围成。

3. 高倍镜观察

(1) 肺泡上皮:由Ⅰ型肺泡细胞和Ⅱ型肺泡细胞组成。Ⅰ型肺泡细胞扁平,有核部分稍厚,突向肺泡腔,核扁圆。较大的立方细胞为Ⅱ型肺泡细胞,细胞核圆形,核周围细胞质染色淡。

(2) 肺泡隔:为相邻肺泡之间的结缔组织,内有弹性纤维和丰富的毛细血管。在肺泡隔或肺泡腔内常见肺巨噬细胞,其胞体较大,形状不一,胞质内有大量黑褐色颗粒者为尘细胞。

三、思考题

(1) 简述胃底腺主要细胞的光镜结构、电镜结构和功能。

(2) 何谓肝小叶和门管区?何谓肝血窦、窦周隙和胆小管?

(3) 简述胰岛的定义、组织结构和功能。

(4) 简述肺导气部的组成和结构特点。

(5) 简述气血屏障的定义、结构和功能。

实验二十一　　组织学各论(二)

一、实验目的

(1) 掌握:肾的光镜结构;肾上腺的光镜结构;睾丸、卵巢、子宫(分泌期)的光镜结构。

(2) 熟悉:甲状腺、甲状旁腺、脑垂体的光镜结构。

二、实验内容

(一) 肾(kidney)

1. 取材及染色

取材为人肾;采用HE染色。

2. 低倍镜观察

区分被膜、肾皮质和肾髓质(图3.19)。

（1）被膜：即纤维囊，位于肾脏的表面，由结缔组织构成，染成浅红色。

（2）肾皮质：位于被膜的深部、染色较深，可见球团状的肾小体、管状的近端小管曲部（近曲小管）和远端小管曲部（远曲小管）。

（3）肾髓质：位于皮质的深部、染色较浅，可见集合小管和细段等管状结构的断面。

3. 高倍镜观察

详细观察肾小体、近端小管、细段、远端小管、致密斑和集合管。明确各组织结构的位置和形态特点（图 3.19）。

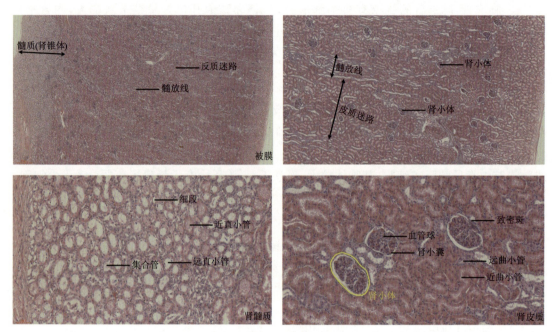

图 3.19 肾

人肾，HE 染色

（1）肾小体：位于皮质内，呈球团状，由血管球及肾小囊构成。血管球为肾小囊内一团盘曲的毛细血管。血管球周围包有肾小囊，肾小囊的脏层（足细胞）与血管球紧贴而不易分清。肾小囊的壁层为单层扁平上皮，与脏层之间的腔隙为肾小囊腔。

（2）近端小管曲部：位于皮质内，管腔较小而整齐，管壁厚。管壁细胞的界限不清晰，细胞质呈强嗜酸性、染成红色，细胞核圆、排列较稀疏，细胞的游离面可见染成红色的刷状缘。

（3）远端小管曲部：在皮质内，数量较少，管腔相对较大，管壁较近端小管曲部薄，由单层立方上皮构成。细胞排列紧密，界限较清晰，胞质呈嗜酸性、染成淡红色，细胞核呈圆形。

（4）致密斑：位于肾小体血管侧附近，由远端小管在靠近肾小体血管极侧的细胞增高变窄而成，细胞呈高柱状，胞质染色浅，核椭圆形、较密集、位于细胞顶部。

（5）细段：位于髓质内，管腔较小、不规则，管壁较薄，由扁平形细胞构成。

（6）集合管：位于髓质内，管腔较大，因部位不同上皮细胞为立方形或柱状，着色浅，细胞界限清晰。

（二）肾上腺（adrenal gland）

1. 取材及染色
取材为人肾上腺；采用 HE 染色。

2. 低倍镜观察
表面的结缔组织为被膜。被膜的深面染成红色的部分为皮质，由浅入深依次为球状带、束状带和网状带（图 3.20）。球状带较窄，细胞呈球团状分布，胞质染色较深。束状带位于球状带的深面，此层最厚，细胞排列成索，染色浅。网状带位于皮质深部，与髓质相连，此带较薄，细胞索互相连接成网。皮质各带的分界不明显，各带腺细胞之间有丰富的血窦。皮质的深面为髓质，染成紫蓝色，髓质细胞间有血窦，髓质中央较大的静脉为中央静脉。

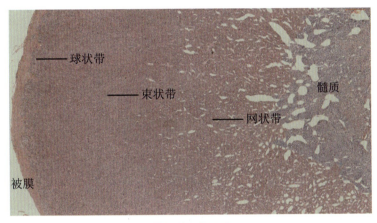

图 3.20　肾上腺

人肾上腺，HE 染色

3. 高倍镜观察
重点观察皮质三个带和髓质的腺细胞。

（1）球状带：位于皮质浅层，细胞排列成球团状。细胞体积较小，呈矮柱状或多边形，核小，染色深，胞质染成紫蓝色。

（2）束状带：此带占皮质的大部分，细胞排列成束状。细胞体积较大、呈多边形，核圆形、较大、着色浅，因胞质内富含脂滴，故 HE 染色切片中胞质着色较浅呈空泡状。

（3）网状带：位于皮质深层，细胞索连接成网状。细胞体积较小，核小、染色深，胞质染成红色。

（4）髓质：主要由髓质细胞构成。髓质细胞主要排列成团状或索状。细胞体积较大、呈多边形，核圆形，位于细胞的中央，胞质染成紫蓝色。

（三）睾丸（testis）

1. 取材及染色
取材为人睾丸；采用 HE 染色。

2. 低倍镜观察
睾丸表面为浆膜（鞘膜脏层），浆膜下方较厚、由致密结缔组织构成的白膜，其深部大量弯曲的生精小管构成睾丸的实质。

（1）被膜：睾丸表面覆盖有单层扁平上皮的浆膜（鞘膜脏层），深部有致密结缔组织构成的白膜，白膜在睾丸后缘增厚形成睾丸纵隔。睾丸纵隔发出分支伸入实质，将实质分成许多睾丸小叶。

（2）实质：在睾丸小叶中，可见许多大小不等、形状不一、管壁较厚的生精小管。在睾丸纵隔中由单层立方上皮围成的管道即睾丸网。睾丸网形状不规则，互相吻合。在睾丸网与生精小管之间，由单层柱状上皮围成的短小管道为直精小管。

（3）间质：生精小管之间的疏松结缔组织为睾丸间质，内有三五成群分布的睾丸间质细胞。

3. 高倍镜观察

重点观察生精小管和睾丸间质细胞（图3.21）。

生精小管的管壁周围有具有收缩功能的扁平形的肌样细胞，生精小管管壁由生精上皮（包括各级生精细胞和支持细胞）构成。注意观察各级生精细胞与支持细胞的位置与形态结构。

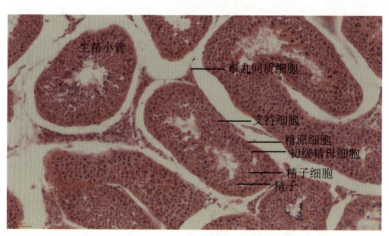

图 3.21　睾丸
人睾丸，HE 染色

（1）精原细胞：附着在生精小管的基膜上；细胞较小，圆形或椭圆形；核圆形或卵圆形，染色较深。

（2）初级精母细胞：位于精原细胞近管腔侧，有2～3层，细胞体积大而圆，核亦大而圆，多处于分裂状态，其染色质密集呈绒球状。

（3）次级精母细胞：位置更靠近腔面，基本结构与初级精母细胞相似，但体积较小，因其存在时间短，切片上不易找到。

（4）精子细胞：位于精母细胞上方，靠近管腔面，体积更小，胞质少，核圆形，染色质细密。在精子形成过程中，早期的精子细胞的核染色较浅，晚期的染色较深。

（5）精子：位于生精上皮的腔面或生精小管管腔中。精子头部呈扁圆形，内有深染的细胞核；尾部细长，淡红色，朝向腔面，并常被切断。

（6）支持细胞：位于各级生精细胞之间，细胞呈长锥体形，底部附着在基膜上，顶端达腔面，其侧面和游离面均有生精细胞嵌入，故细胞轮廓不清。支持细胞光镜下的最大特点是有一个较大的三角形或椭圆形的细胞核,染色浅,核仁清楚。

（7）睾丸间质细胞:位于生精小管之间的结缔组织内,常成群分布。细胞体积较大,呈圆形或多边形;核大而圆,居中,染色浅;胞质染成淡红色。

（四）卵巢(ovary)

1. 取材及染色

取材为猫卵巢;采用 HE 染色。

2. 低倍镜观察

卵巢表面上皮下方有致密结缔组织的白膜。卵巢外周较厚、染色深的部分为皮质,内有许多大小不等的各级卵泡;中央染色浅的窄小部分为髓质,内有血管和神经等。

（1）皮质:位于卵巢的浅部,占卵巢实质的大部分,内有许多不同发育程度的卵泡。

（2）髓质:位于皮质的深部,由疏松结缔组织及血管等构成。

3. 高倍镜观察

重点观察各种卵泡的组织结构(图 3.22)。

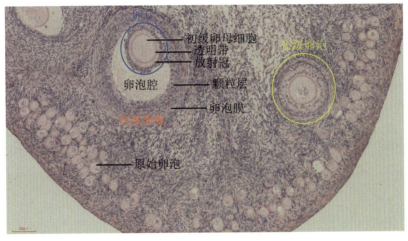

图 3.22　卵巢
猫卵巢,HE 染色

（1）原始卵泡:数量多,体积较小,位于皮质浅层。原始卵泡的中央为一个体积大、染色浅的初级卵母细胞,细胞核呈泡状,染色质稀少,核仁大而明显;周围是一层扁平的卵泡细胞。

（2）初级卵泡:较原始卵泡体积大。中央的初级卵母细胞体积增大,周围的卵泡细胞为立方形或柱状,一层或多层。初级卵母细胞和卵泡细胞之间出现均质状、嗜酸性的膜,呈粉红色,称透明带。周围的结缔组织包绕卵泡形成卵泡膜。

（3）次级卵泡:次级卵泡体积更大,周围增多的卵泡细胞间出现一些小腔隙,并逐渐合为一个大的卵泡腔,腔内卵泡液中的蛋白质经固定后呈粉红色细粒状。初级卵母细胞及其周围的卵泡细胞被挤向卵泡腔的一侧,形成突向腔内的卵丘。紧贴初级卵母细胞周围的一层高柱状卵泡细胞呈放射状排列,称为放射冠。其他卵泡细胞形成卵泡的壁,称颗粒层。卵泡膜分化成内外两层,内层有较多呈多边形的膜细胞,毛细血管也略多,外层纤维多,细胞和血管则较少。

（4）闭锁卵泡：卵泡闭锁可发生在卵泡发育的任何阶段，形态不一。一般可见初级卵母细胞核固缩，细胞解体消失；透明带增厚、皱缩、染色深红；卵泡细胞萎缩乃至破碎；卵泡内出现中性粒细胞和巨噬细胞。闭锁卵泡以后逐渐被结缔组织代替。

（五）子宫（uterus）

1．取材及染色

取材为猫子宫（分泌期）；采用 HE 染色。

2．低倍镜观察

子宫壁很厚，其中染色较深部分为子宫内膜，其余大部分染成红色为肌层（图 3.23），最外侧为浆膜，因子宫壁较厚，浆膜常不易被切到。重点观察分泌期的子宫内膜。

子宫内膜较厚，由单层柱状上皮和固有层组成。固有层中可见许多子宫腺断面，腺腔大、弯曲，腔内有很多分泌物。固有层内血管的断面也较多，其中有成团或成串排列的小动脉为螺旋动脉。

3．高倍镜观察

着重观察子宫内膜的上皮、子宫腺和螺旋动脉等（图 3.23）。

上皮为单层柱状上皮，深部的固有层中有较多大而弯曲的子宫腺和其间的基质细胞、螺旋动脉等。子宫腺的细胞呈高柱状，腺腔较大，多呈弯曲状，分泌物较多。基质细胞大而圆，数量多，为前蜕膜细胞。细胞间可见被染成粉红色的均质状物，这是基质水肿的征象。螺旋动脉散在分布，常成团或成串排列，管腔小，管壁厚，主要由几层平滑肌纤维构成。

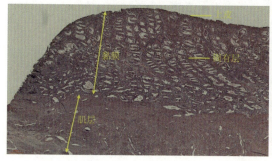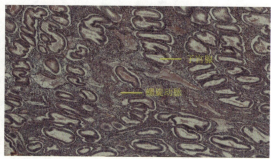

图 3.23　子宫
猫分泌期子宫，HE 染色

三、思考题

（1）简述肾上腺皮质的组织结构和功能。

（2）简述肾小体的组织结构和原尿是如何形成的。

（3）如何区分睾丸支持细胞和睾丸间质细胞？

（4）简述黄体的形成、组织结构和功能。

（5）何谓月经周期？简述子宫内膜的周期性变化和卵巢之间的关系。

（王元元　柴继侠）

第四章　病理学实验

实验二十二　细胞、组织的适应、损伤和修复

一、实验目的

(1) 掌握:① 适应的主要类型。肥大、增生、萎缩、化生的概念、类型及病理变化。② 变性的概念。细胞水肿、脂肪变、玻璃样变的概念及病变特点。③ 坏死的概念。坏死基本病变、坏死的类型及病变特点。④ 肉芽组织的概念、形态特点、作用和结局。创伤愈合的概念、类型与骨折愈合的过程。

(2) 熟悉:① 病理学的内容和任务;熟悉适应的概念。② 坏死的结局。③ 瘢痕组织的形态特点、作用,了解纤维性瘢痕形成的过程和机制。皮肤创伤愈合的基本过程和类型。

二、实验内容

(一) 大体标本观察

1. 心脏萎缩(heart atrophy)

心脏体积较正常心脏明显缩小,重量减轻,呈现灰褐色,表面的冠状血管迂回弯曲,心外膜下的脂肪消失不见(图 4.1)。

2. 肾萎缩(atrophy of kidney)

肾盂结石,导致肾盂积水,引起肾压迫性萎缩,外观体积明显增大,但切面肾盂、肾盏显著扩大,肾实质变薄,部分区域菲薄(图 4.2)。

3. 心脏肥大(cardiac hypertrophy)

高血压病人的心脏,体积较正常心脏明显增大,重量增加,各心房和心室都扩大,心肌肥厚,尤其以左心室增厚更加明显(图 4.3)。

4. 肝脂肪变(hepatic steatosis)

肝脏体积增大,被膜紧张,边缘变钝,表面及切面呈土黄色,新鲜时触之有油腻感,切面边缘略外翻(图 4.4)。

5. 脾凝固性坏死(coagulative necrosis of spleen)

脾脏肿大,表面尚光滑。切面可见坏死区呈灰白色,质地干燥,略呈三角形,分界清楚,边缘有较明显的充血或出血带(图 4.5)。

6. 肾干酪样坏死(caseous necrosis of kidney)

肾脏体积增大,切面见肾盂、肾盏较大面积破坏,部分坏死物分离排出,形成空洞(图 4.6)。

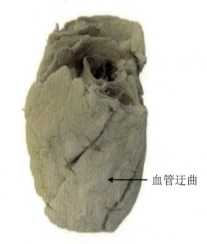

图 4.1　心脏萎缩

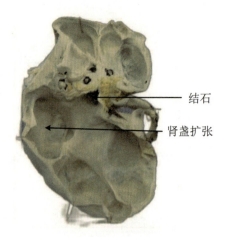

结石

肾盏扩张

图 4.2　肾脏压迫性萎缩

血管迁曲

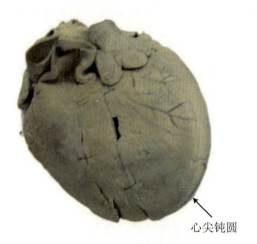

心尖钝圆

图 4.3　心脏肥大

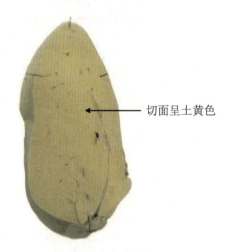

切面呈土黄色

图 4.4　脂肪肝

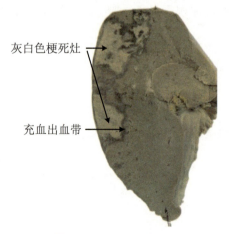

灰白色梗死灶

充血出血带

图 4.5　脾脏凝固性坏死

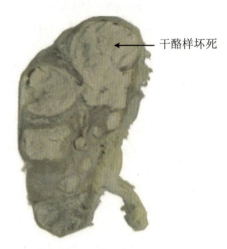

干酪样坏死

图 4.6　肾脏干酪样坏死

7. 足干性坏疽（dry gangrene of foot）

坏疽区呈灰黑色，皮肤皱缩，组织干燥，与正常组织分界清楚（图 4.7）。

8. 肠湿性坏疽（wet gangrene of bowel）

坏疽肠段明显肿胀且湿润，呈黑绿色，表面可有大量脓性渗出物覆盖，与正常组织分界不清（图 4.8）。

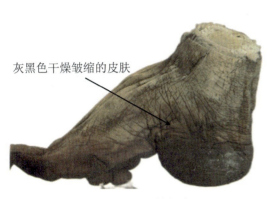

灰黑色干燥皱缩的皮肤

图 4.7　足干性坏疽

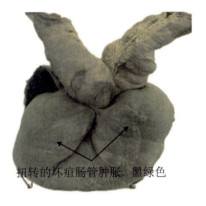

扭转的坏疽肠管肿胀、黑绿色

图 4.8　肠湿性坏疽

（二）切片观察

1. 肝细胞气球样变（ballooning degeneration of liver cell）

（1）低倍镜观察：肝细胞体积增大，细胞水肿，肝细胞索增宽，排列出现紊乱，肝血窦变窄，有些肝细胞体积明显增大，变圆，胞质几乎透明（图 4.9）。

（2）高倍镜观察：肝细胞体积较周围肝细胞明显增大，呈圆形，胞质几乎透亮，核肿大淡染（图 4.9）。

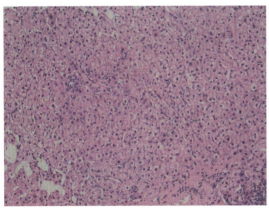
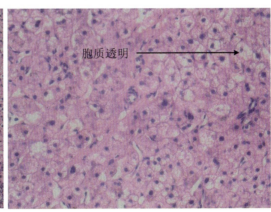

胞质透明

图 4.9　细胞水肿

肝脏，HE 染色，左：100×，右：400×

2. 肝脂肪变（fatty degenerationof liver）

（1）低倍镜观察：肝小叶中央肝细胞胞浆内有大量空泡，肝小叶周边的肝细胞胞质深红色，空泡较少（图 4.10）。

（2）高倍镜观察：有的肝细胞胞质中空泡较大，甚至可充满整个细胞而将细胞核挤到一侧，呈月牙状。小叶周边的部分肝细胞胞质内可出现一些细小空泡（图4.10）。

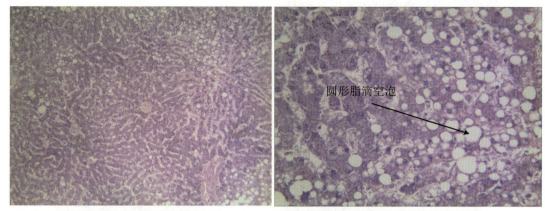

图 4.10　脂肪变
肝脏，HE 染色，左：100×，右：400×

3．肉芽组织（granulation tissue）

（1）低倍镜观察：表面可见红染无结构坏死物质，大量新生的毛细血管呈实心条索状向表面垂直生长，周围间质疏松，可见大量增生的成纤维细胞，伴炎细胞浸润（图4.11）。

（2）高倍镜观察：增生的成纤维细胞呈短梭形，核呈卵圆形，胞质为粉红色。间质中有中性粒细胞、淋巴细胞等炎细胞浸润（图4.11）。

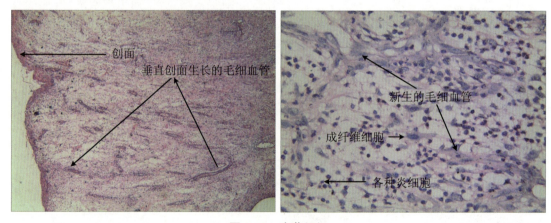

图 4.11　肉芽组织
HE 染色，左：100×，右：400×

三、思考题

（1）名词解释：化生、坏死、肉芽组织。

（2）简述病理性萎缩的类型。

（3）列举四种坏死类型的特点和常见发生部位。

桥梁学科——病理学

病理学是研究疾病的病因、发病机制、病理变化、结局和转归的医学基础学科。远古时代,人们相信疾病是神的惩罚。公元前 5 世纪,"医学之父"古希腊医生希波克拉底勇敢地挑战神权,创立了体液病理学,指出疾病的发生是人体的血液、黏液、黄胆汁、黑胆汁四种体液不平衡造成的。1761 年"病理学之父"莫尔加尼倾注毕生心血撰写出版了《疾病的位置与病因》,创立了器官病理学,他也被称为病理形态学的创始人。德国病理学家鲁道夫·魏尔啸应用显微镜观察人体组织,1858 年出版了《细胞病理学》,从此开启了现代病理学之门。免疫病理学、分子病理学、遗传病理学等学科交叉渗透,丰富了病理学的内涵。电子显微镜的问世,使人们对疾病的研究深入到亚细胞水平,从而诞生了超微结构病理学。随着数字病理与人工智能的碰撞,AI 病理学帮助我们实现了精准医疗。

"病理乃医学之本",这是现代医学之父威廉·奥斯勒对病理学的高度评价。我国著名的医学家张孝骞教授说过,病理学是临床与基础之间的桥梁,要学好临床先要学好病理学。在临床诊断中,病理学是诊断疾病的"金标准"。

我国的现代病理学始建于 20 世纪初,徐诵明是我国病理学的奠基人,在开创、建立中国病理学、培养病理学人才方面,做了大量工作。经过几代病理学家如梁伯强、胡正祥、谷镜汧等的艰苦奋斗,我国病理学科建设、人才培养、科学研究等都取得了长足进步,在某些领域已经达到世界先进水平。

实验二十三 呼吸系统疾病

一、实验目的

(1) 掌握:① 大叶性肺炎、小叶性肺炎的病变特点。② 鼻咽癌和肺癌的大体和镜下类型。

(2) 熟悉:① 大叶性、小叶性肺炎合并症。② 鼻咽癌和肺癌扩散途径及并发症。

二、实验内容

(一) 大体标本观察

1. 大叶性肺炎(lobar pneumonia)

肺叶肿大,质实如肝,呈灰色,表面可见少量纤维素性渗出物,切面可见肺叶内大片实变区,粗糙,灰白色(图 4.12)。

2. 小叶性肺炎(lobular pneumonia)

肺组织切面满布散在的灰白色实变区,呈小灶性,部分融合呈较大的实变灶,病灶中心可见扩张的细小支气管(图 4.13)。

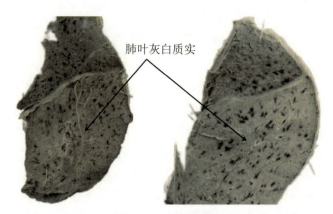

图 4.12　大叶性肺炎

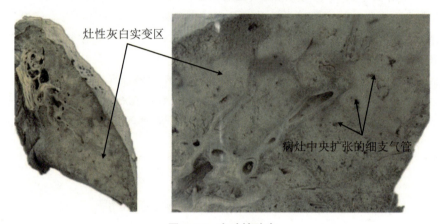

图 4.13　小叶性肺炎

3．肺癌(carcinoma of lung)

(1) 中央型：一叶肺，切面于近肺门中央见一肿块，与主支气管密切相关，肿块部分向主支气管腔内突起或挤压管腔(图 4.14)。

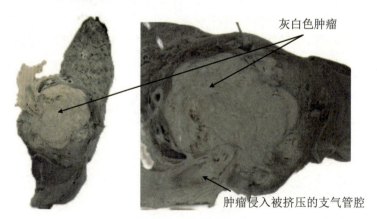

图 4.14　中央型肺癌

(2) 周围型：一叶肺组织，切面肺叶周边见一圆形肿块，灰白色，边界不清，中央可见坏死(图 4.15)。

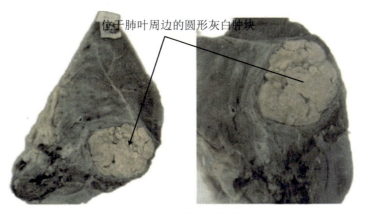

图 4.15　周围型肺癌

（3）弥漫型：一叶肺组织，肺叶内见多数粟粒大小结节布满肺叶，与小叶性肺炎易混淆（图 4.16）。

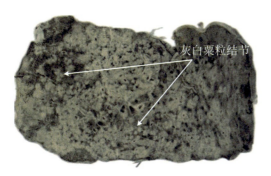

图 4.16　弥漫型肺癌

（二）组织切片观察

1. 大叶性肺炎，灰色肝样变期（lobar pneumonia,gray hepatization stage）

（1）低倍镜观察：肺泡腔内充满大量渗出物，肺泡毛细血管网受挤压，充血不明显。

（2）高倍镜观察：肺泡腔内充满大量中性粒细胞和纤维素（图 4.17）。

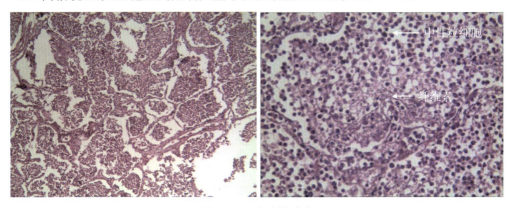

图 4.17　大叶性肺炎

HE 染色,左:100×,右:400×

2．小叶性肺炎(lobular pneumonia)

（1）低倍镜观察：病变以细支气管为中心，累及小叶，呈灶性分布。细支气管黏膜上皮部分坏死、脱落，管腔及管壁内均见炎细胞渗出和浸润。

（2）高倍镜观察：实变灶肺泡腔内有大量炎细胞渗出，以中性粒细胞、巨噬细胞为主（图4.18）。

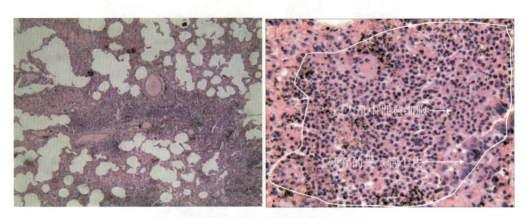

图4.18　小叶性肺炎

HE染色，左：100×，右：400×

3．肺癌(pulmonary carcinoma)

（1）低倍镜观察：鳞癌癌细胞呈实性巢状，腺癌由腺管形成，癌巢与周围间质分界清楚。

（2）高倍镜观察：鳞癌癌巢中央可见角化珠（图4.19），腺癌癌细胞呈柱状（图4.20）。

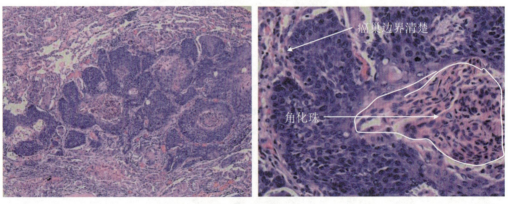

图4.19　鳞状细胞癌

肺脏，HE染色，左：100×，右：400×

三、思考题

（1）名词解释：肺肉质变、隐性肺癌。

（2）简述大叶性肺炎的病理学特点。

（3）简述晚期肺癌的大体类型和组织学类型。

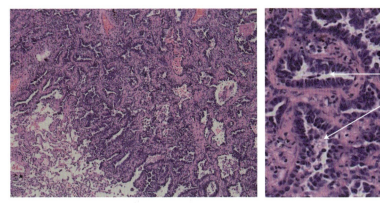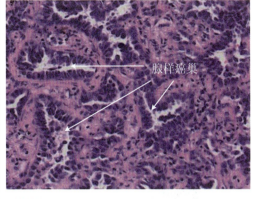

腺样癌巢

图 4.20　腺癌
肺脏，HE 染色，左:100×,右:400×

实验二十四　消化系统疾病

一、实验目的

（1）掌握:① 病毒性肝炎、肝硬化的病理变化。② 食管癌、胃癌、肝癌的病理变化。早期癌的概念。

（2）熟悉:① 肝炎的病理临床联系。② 肝硬化病因、发病机理与结局。③ 食管癌、胃癌的好发部位其扩散方式与特征。

二、实验内容

（一）大体标本观察

1. 急性重型肝炎(subacute severe hepatitis)

肝体积显著缩小,边缘变锐,被膜皱缩,质软,失去肝脏正常张力,切面右叶呈土黄色,左叶呈黄绿色,血管相对集中,管腔扩大(图 4.21)。

2. 肝硬化(cirrhosis)

肝脏体积缩小,质地变硬,表面和切面呈结节状,结节大小不一,结节之间灰白色的纤维间隔宽窄不一(图 4.22)。

3. 食管癌(esophageal carcinoma)

（1）蕈伞型:食管黏膜面见椭圆形肿块突向管腔内(图 4.23)。

（2）髓质型:部分食管管壁显著增厚,灰白色,部分向食管腔内隆起(图 4.24)。

（3）溃疡型:食管黏膜局限性缺损,形状不规则,边缘隆起,底部粗糙不平(图 4.25)。

4. 胃癌(carcinoma of stomach)

（1）结节型:手术切除胃,沿胃大弯剪开,黏膜面见一结节状肿物向胃腔内突起(图 4.26)。

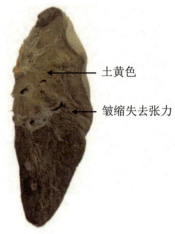

土黄色

皱缩失去张力

图 4.21　急性重型肝炎

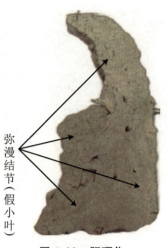

弥漫结节（假小叶）

图 4.22　肝硬化

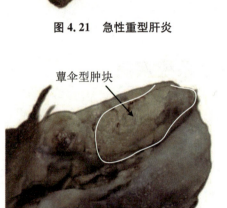

蕈伞型肿块

图 4.23　蕈伞型食管癌

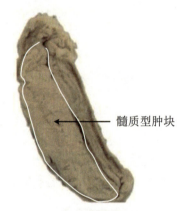

髓质型肿块

图 4.24　髓质型食管癌

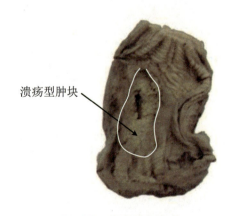

溃疡型肿块

图 4.25　溃疡型食管癌

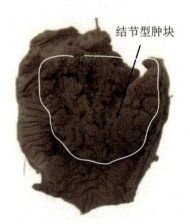

结节型肿块

图 4.26　结节型胃癌

（2）溃疡型：胃黏膜面见一肿块，中央缺损，边缘增厚隆起（图 4.27）。

（3）弥漫型（革囊胃）：胃壁弥漫增厚，灰白色，肌层尚能辨认，癌组织穿越肌层，侵及浆膜层，胃壁僵硬，黏膜皱襞消失，状如皮革袋（图 4.28）。

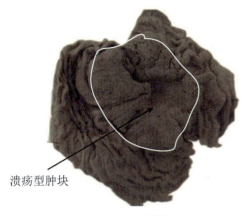
溃疡型肿块

图 4.27　溃疡型胃癌

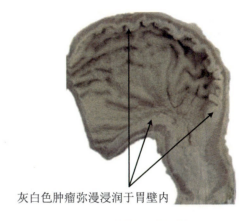
灰白色肿瘤弥漫浸润于胃壁内

图 4.28　革囊胃(弥漫型胃癌)

5. 巨块型肝癌(massive type hepatocarcinoma)

肝脏切面见一巨大肿块,切面灰白色,边界尚清楚。肿块周围肝组织可见细小结节,呈肝硬化改变(图 4.29)。

(二) 组织切片观察

1. 肝硬化(cirrhosis)

肝小叶结构消失,代之以大小不一的肝细胞团,即假小叶,其中央静脉偏位或消失,肝索排列紊乱。假小叶之间为纤维分割,宽窄不一,其中见炎细胞浸润及增生的小胆管(图 4.30)。

2. 肝癌,肝细胞型(hepatocellular carcinoma)

癌细胞呈团块状,间质为血窦。癌细胞体积大,圆形或不规则形,胞浆丰富,核大,核膜厚,核仁粗,可见瘤巨细胞(图 4.31)。

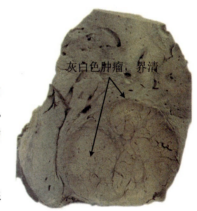
灰白色肿瘤,界清

图 4.29　巨块型肝癌

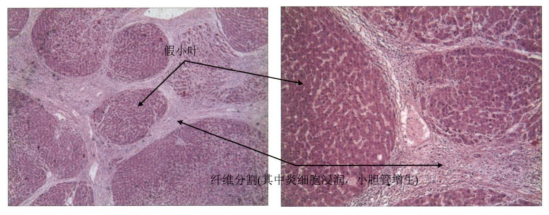
假小叶

纤维分割(其中炎细胞浸润,小胆管增生)

图 4.30　肝硬化
HE 染色,左:100×,右:400×

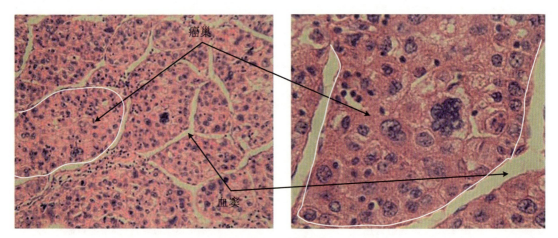

图 4.31　肝细胞癌

HE 染色,左:100×,右:400×

三、思考题

(1) 名词解释:碎片状坏死、肝硬化、小肝癌。

(2) 简述病毒性肝炎的病理变化。

(3) 简述肝硬化的临床病理联系。

实验二十五　泌尿系统疾病

一、实验目的

(1) 掌握:① 肾小球肾炎的基本病理变化,常见肾炎类型的病理变化。② 肾癌和膀胱癌的病理变化。

(2) 熟悉:① 肾病综合征的临床表现。② 肾盂肾炎的感染途径与诱因。③ 肾癌、膀胱癌的临床表现。

二、实验内容

(一) 大体标本观察

1. 急性弥漫性增生性肾小球肾炎(acute diffuse proliferative glomerulonephritis)

小儿一侧肾脏,表面光滑,呈分叶状,新鲜标本呈红色称"大红肾",有散在小出血点,切面皮质增厚,被膜外翻,亦可见点状出血,如蚤咬肾(图 4.32)。

2. 慢性肾小球肾炎,晚期(chronic glomerulonephritis, later satge)

肾脏体积显著缩小,重量减轻,质硬,表面呈弥漫细颗粒状,切面皮质显著变薄,条纹不清,皮髓质分界不清,称为"继发性颗粒性固缩肾"(图 4.33)。

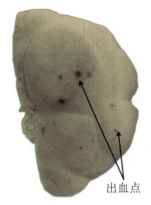

出血点

图 4.32 急性弥漫性增生性肾小球肾炎

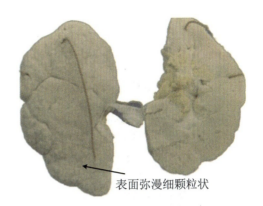

表面弥漫细颗粒状

图 4.33 慢性肾小球肾炎

3．肾癌(carcinoma of kindney)

一侧肾脏,肾脏一极见一肿块,与周围组织分界清楚(图 4.34)。新鲜标本切面呈多彩状,呈灰白、灰黄、淡红色及紫红色(图 4.35)。

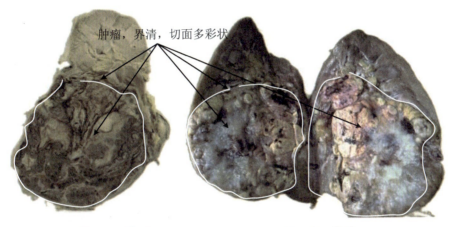

肿瘤,界清,切面多彩状

图 4.34 肾癌　　　　　图 4.35 肾癌

4．膀胱癌(carcinoma of bladder)

全切膀胱,腔内充满乳头状肿瘤(图 4.36),肿物基底部固定,乳头较细(图 4.37),质松脆,易折断、出血。肿瘤也可以多发(图 4.38)。

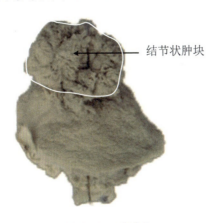

结节状肿块

图 4.36 膀胱癌

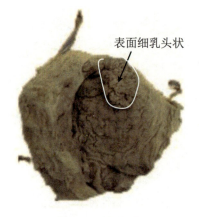
图 4.37　膀胱癌

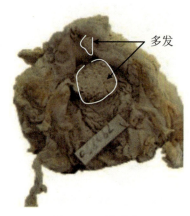
图 4.38　膀胱癌

（二）组织切片观察

1. 快速进行性肾小球肾炎（rapidly progressive glomerulonephritis）

部分肾小球球囊壁层上皮细胞增生,呈新月体（图 4.39）或环状体（图 4.40）。

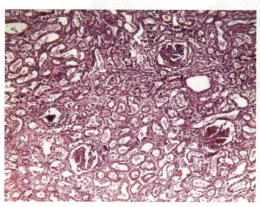
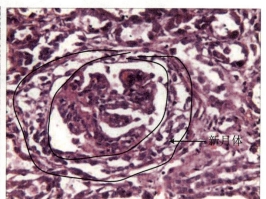
图 4.39　新月体
HE 染色,左:100×,右:400×

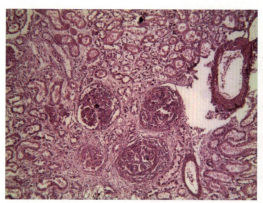
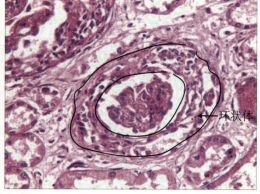
图 4.40　环状体
HE 染色,左:100×,右:400×

2. 肾癌(renal carcinoma)

癌细胞巢呈不规则团块状、条索状,间质血管丰富。癌细胞体积增大,胞浆丰富透明或淡嗜酸性,胞膜清楚,核小,圆形,位于细胞中央或边缘,核仁明显(图4.41)。

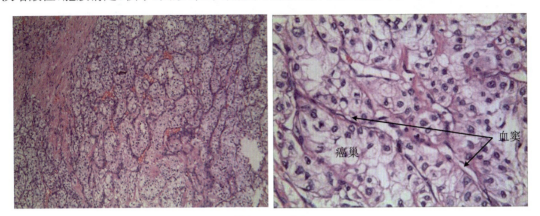

图 4.41　肾癌
HE染色,左:100×,右:400×

三、思考题

(1) 名词解释:肾病综合征、新月体。
(2) 简述肾炎的主要类型及其病理特点。

实验二十六　女性生殖系统疾病

一、实验目的

(1) 掌握:① 宫颈癌的病理学特点。② 滋养细胞肿瘤类型,葡萄胎和绒毛膜癌的病理学特点。③ 乳腺癌的病理学特点。

(2) 熟悉:① 子宫颈癌、非典型增生与上皮内瘤变之间的关系。② 各型乳癌扩散及临床病理。③ 滋养细胞肿瘤临床病理联系。

二、实验内容

(一) 大体标本观察

1. 子宫颈癌(carcinoma of cervix)

(1) 外生菜花型:子宫颈外口见一菜花状或结节状肿物突起,切面灰白色,基底部较宽,与周围分界明显,表面粗糙(图4.42)。

(2) 内生浸润型:子宫颈显著肥大,切面见灰白色癌组织,质硬,沿宫颈管向宫体蔓延(图4.43,图4.44)。

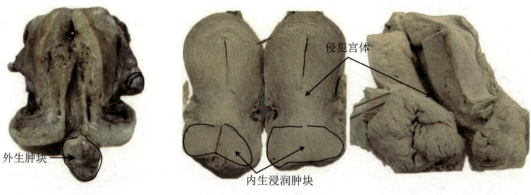

外生肿块

侵犯宫体

内生浸润肿块

图4.42　外生菜花型　　　　图4.43　内生浸润型　　　　图4.44　宫颈癌，累及宫体

2. 子宫葡萄胎(hydatidiform of corpus uterus)

子宫显著增大,宫腔内充满壁薄透明或半透明的囊状水泡,彼此由纤细的纤维性条索相连成串,状似葡萄(图4.45、图4.46)。

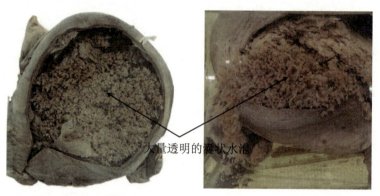

大量透明的囊状水泡

图4.45　子宫葡萄胎　　　　　　图4.46　子宫葡萄胎

3. 子宫侵蚀性葡萄胎(invasive mole of uterus)

全子宫标本,水泡状绒毛已侵入肌层(图4.47、图4.48)。

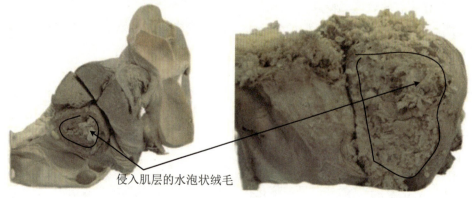

侵入肌层的水泡状绒毛

图4.47　子宫侵蚀性葡萄胎　　　　　图4.48　子宫侵蚀性葡萄胎

4. 子宫绒毛膜癌(choriocarcinoma of uterus)

子宫后壁或宫底见紫红色出血性结节(图4.49)。

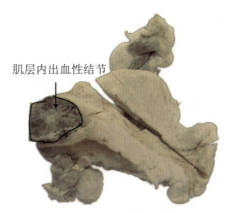

图 4.49 子宫绒毛膜癌

5. 乳腺癌(carcinoma of breast)

一侧乳腺和同侧腋窝肿大淋巴结标本,乳腺切面见一界限尚清楚的肿块,灰白色,同侧腋窝淋巴结明显肿大(图 4.50)。另一标本为乳腺癌新鲜标本,肿瘤侵蚀皮肤,肿瘤坏死形成深的溃疡状(图 4.51)。

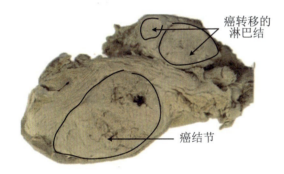

图 4.50 乳腺癌,伴同侧腋窝淋巴结肿大

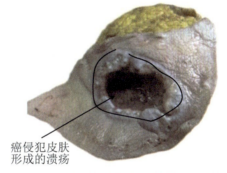

图 4.51 乳腺癌,侵犯皮肤伴坏死和溃疡形成

(二) 组织切片观察

葡萄胎(hydatidiform mole)

(1) 低倍镜观察:绒毛间质高度水肿,绒毛体积变大,绒毛间质内血管消失;滋养层上皮细胞增生。

(2) 高倍镜观察:细胞滋养层细胞呈立方性,胞质透亮,包膜清楚,核居中,圆形,呈细颗粒状。合体滋养层细胞大,形状不规则,多核,胞质丰富,分界不清。两种细胞呈相互掺杂,数量不等(图 4.52)。

三、思考题

(1) 简述葡萄胎的病理特点。

(2) 简述绒毛膜癌的病理特点。

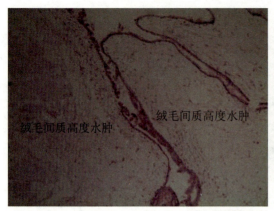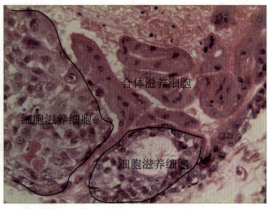

图 4.52 葡萄胎
HE 染色,左:100×,右:400×

细胞病理体系建构者——鲁道夫·魏尔啸

鲁道夫·魏尔啸(1821—1902 年),德国病理学家、政治家和社会改革家。

1821 年 10 月,魏尔啸出生于一个中产阶级家庭。1838 年,以优异的成绩考入了著名的柏林大学,追随当时著名的生理学家弥勒学习医学。1845 年,魏尔啸发表了学术处女作《关于白细胞病变的成因分析》,成为首个发现白血病的人,这篇论文至今仍然是该研究领域当中的经典文献之一。1849 年,鲁道夫·魏尔啸在维尔茨堡大学担任病理学教授。1855 年他提出了"一切细胞均来自于细胞"的著名论断,这句名言简单明了地概括了细胞学说。这个论点与哈维的"一切生命来源于卵"和巴斯德的"一切生命物质来源于生命物质"的论点,并称为生物学史上著名的三大概括性论点。1858 年,魏尔啸出版了《细胞病理学》一书,此书在医学史上首次明确了细胞在生理学和病理学研究中的核心作用,极大地促进了临床诊断学的发展,使医学界得以摆脱体液病理学说的影响。这一创举彻底转变了医学研究的范式,魏尔啸也因此被誉为"德国医学界的教皇"。

魏尔啸另一著名发现是他对于肺动脉血栓栓塞的形成机制,他创造了"血栓"和"栓塞"这两个术语,他发现肺动脉中的血凝块由来自静脉的血栓发展而来,1856 年他提出了著名的"血栓形成三要素":血流缓慢、高凝状态以及血管内皮损伤。到今天这个观点仍然被学界承认。2014 年 3 月,国际血栓与止血学会(ISTH)宣布将魏尔啸生日(10 月13 日)作为"世界血栓日",以纪念他首先提出"血栓形成"理论。

（吴礼高　胡小冬）

第五章　机能学实验

动 物 实 验

实验二十七　神经干动作电位的引导、传导速度及不应期的测定

一、实验目的

(1) 掌握:① 神经干动作电位细胞外的记录方法并观察其基本波形,理解其产生的基本原理。② 神经干动作电位的传导速度及不应期的测量方法和原理。

(2) 熟悉:神经干动作电位影响因素(局麻药利多卡因)的作用。

二、实验内容

(一) 神经干动作电位的引导

1. 实验原理

动作电位是神经细胞兴奋的客观标志,当神经纤维或神经干受到有效刺激时,必然会产生可传导的动作电位,并沿神经纤维膜传导。神经干由许多不同直径和类型的神经纤维组成,因此神经干动作电位是许多单根神经纤维电活动的总和,是一种复合动作电位。

若将一对引导电极置于完整的神经干表面,当神经干中枢端受刺激而兴奋时,动作电位将先后通过这两个引导电极处,进而产生两个方向相反的电位偏转波,称为双向动作电位(biphasic action potential)。若在两个引导电极之间的神经组织有损伤或被阻滞,兴奋波只通过第一个引导电极,不能传导至第二个引导电极,只能记录到一个方向的电位偏转波,称为单相动作电位(monophasic action potential)。本实验采用细胞外记录法记录神经干兴奋时两个记录电极之间的电位变化,所以它的特征不同于细胞外记录法记录到的单根神经纤维的动作电位。

2. 器材和药品

BL-420N 生物信号采集与分析系统,蛙类手术器械,神经屏蔽盒等。

任氏液,5%利多卡因。

3. 实验对象

蟾蜍或蛙类。

4．实验步骤

（1）实验装置连接

将屏蔽盒刺激电极（S_1、S_2）、引导电极（R_1、R_1'）分别与生物信号采集系统的刺激输出端口和通道1相连接，同时连接接地电极。注意避免连接错误或接触不良，如图5.1所示连接实验仪器。

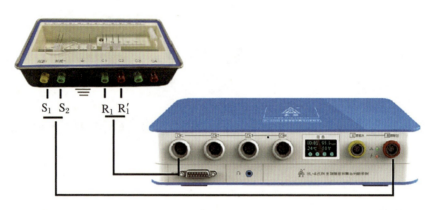

图5.1　神经干动作电位连接装置

（2）参数设置

打开计算机，启动生物信号采集处理系统。点击菜单：实验模块/肌肉神经实验"神经干动作电位的引导"实验模块。采样参数和刺激器参数设置见表5.1。

表5.1　采样参数和刺激器参数表

采样参数		刺激器参数	
显示方式	记忆示波	刺激模式	自动间隔调节
采样率	20 kHz	单刺激	1 s
扫描速度	2.0 ms	波宽	0.05 ms
通道	通道1	初幅度	0.01 V
DC/AC	AC	增量	0.02 V
量程	20 mV	末幅度	1 V
高通滤波	200 ms	脉冲数	1
低通滤波	20 kHz	延时	5 ms

（3）标本制备

① 破坏脑和脊髓。取蟾蜍1只，用自来水冲洗干净，左手握住蟾蜍，使其腹部对着掌心，前肢拉直，用食指和中指夹住，拇指压住背部前端使其头前俯，右手持金属探针由蟾蜍枕骨大孔凹陷处垂直旋转刺入（两眼裂之后连线背侧近似等边三角形的顶角凹陷处，为枕骨大孔），向前进入颅腔，上下、左右搅动，以彻底捣毁脑组织；然后将金属探针退至枕骨大孔皮下，将针尖转向后刺入椎管中捣毁脊髓，蟾蜍呼吸、肌张力消失时，表明脑脊髓已经完全破坏。

② 剪去躯干上部及内脏。在骶髂关节水平以上约 1 cm 处剪断脊柱,左手提起蟾蜍腰骶部脊柱,使蟾蜍头及内脏自然下垂,用粗剪刀剪除两侧胸腹部,仅保留腰骶部脊柱和后肢。注意勿损伤坐骨神经。

③ 剥皮。左手用镊子夹住脊柱断端(不要握住或碰夹神经),右手捏住断端皮肤边缘,向下剥去全部后肢的皮肤,然后将标本放在盛有任氏液的培养皿中。操作者将手和用过的器械洗净后,进行后续操作。

④ 分离神经。用蛙钉将标本腹面向上固定于蛙板上。用玻璃分针沿脊柱内侧游离出一侧坐骨神经,并于近脊柱处穿线结扎,然后在结扎线与脊柱之间剪断神经。翻转标本使其背面向上,蛙钉固定。用玻璃分针反复穿通梨状孔,将中枢端的坐骨神经轻轻勾出。再沿坐骨神经沟(股二头肌与半膜肌之间的肌缝处)纵向游离神经至腘窝,继续向下分别分离胫神经和腓神经直至踝关节处,剪去细小分支,离断神经。轻轻提拉结扎线,即把坐骨神经干标本提起,放入盛有任氏液的培养皿中备用。

⑤ 标本放置。用镊子夹住神经干标本一端的结扎线,将神经干平直地放置在标本屏蔽盒的引导电极上。神经干的中枢端(粗端)置于刺激电极侧,外周端(细端)置于引导电极侧。盖上屏蔽盒盖,注意神经干两端的结扎线应在屏蔽盒内悬空。

(4) 观察项目

① 测定阈值和最大刺激强度。刺激强度从零开始递增,找出刚能引起微小的神经干动作电位的刺激强度(阈强度),继续增大刺激强度,观察神经干动作电位的幅度是否也相应增大。继续增大刺激强度,直至神经干动作电位的幅度不能继续升高为止。观察刺激强度与动作电位幅度变化之间的关系。记录一定刺激波宽的阈刺激和最大刺激的强度数值。

② 观察双相动作电位的波形。选择"同步触发",刺激模式为单刺激,强度选择最大刺激的强度值。测量最大刺激时双相动作电位的潜伏期、波幅和持续时间,如图 5.2(a)所示。

③ 观察单相动作电位的波形。用眼科镊将两个记录电极之间的神经干夹伤,或将蘸有 5%利多卡因的小滤纸片放置于引导电极之间的神经干表面,局部阻断神经纤维的兴奋传导。此时电刺激坐骨神经,双相动作电位的第二相消失,仅出现单相动作电位。测量最大刺激时单相动作电位的潜伏期、峰值和持续时间,如图 5.2(b)所示。

④ 观察单相动作电位幅值与刺激强度之间的关系。调节刺激强度,从零开始递增,观察单相动作电位幅度逐渐增大的过程。

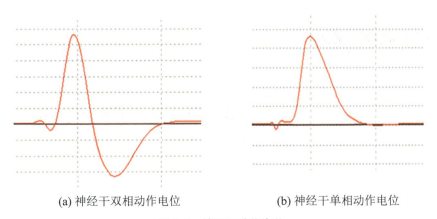

(a) 神经干双相动作电位　　　　　(b) 神经干单相动作电位

图 5.2　神经干动作电位

(二) 神经干传导速度及不应期的测定

1. 实验原理

动作电位可沿神经纤维进行双向传导,其传导速度取决于神经纤维的直径、内阻、有无髓鞘及温度等多种因素。通过测定屏蔽盒中的一段神经纤维的长度,即传导的距离(s),以及兴奋通过这段距离所需的时间(t),根据公式:$\nu = s/t$,即可计算出动作电位在神经干上的传导速度(ν)。在本实验中,通过同步采集两对引导电极所记录的复合动作电位,测量出动作电位通过这段长度的神经干所需的时间,从而计算传导速度。

可兴奋细胞受到刺激而兴奋时,其兴奋性会产生周期性变化,依次经过绝对不应期、相对不应期、超常期、低常期,然后恢复至静息状态。在神经产生兴奋后,按不同时间间隔给予第二个刺激,观察第二个刺激是否引起动作电位以及产生动作电位的幅度,以此测出神经干的不应期。

2. 器材和药品

BL-420N 生物信号采集与分析系统,蛙类手术器械,神经屏蔽盒等。

任氏液。

3. 实验对象

蟾蜍或蛙类。

4. 实验步骤

(1) 实验装置连接

按图 5.3 所示连接实验仪器,将神经干平直地放置在标本屏蔽盒的引导电极上,刺激电极 S_1、S_2 与生物信号采集与分析系统刺激输出相接,接地电极连接地线,两对引导电极(R_1、R_1' 与 R_2、R_2')分别与生物信号采集系统 1 通道和 2 通道相接。

(2) 神经干动作电位不应期的参数设置

点击菜单"实验模块/肌肉神经实验":选择"神经干兴奋不应期测定"。具体刺激器参数设置见表 5.2。

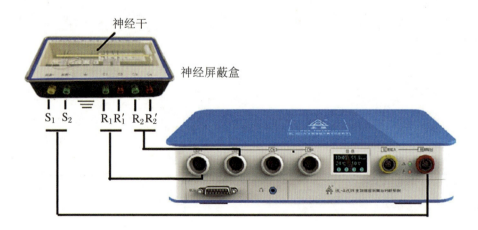

图 5.3　神经干动作电位连接装置

表 5.2　采样参数和刺激器参数表

采 样 参 数			刺激器参数	
显示方式	记忆示波		刺激模式	自动间隔调节
采样间隔	$25\,\mu s$		主周期	1 s
X 轴显示压缩比	1:2		波宽	0.05 ms
通道	通道 1	通道 2	首间隔	10 ms
DC/AC	AC	记录刺激标记	增量	-0.2 ms
处理名称	AP	刺激标记	末间隔	1 ms
放大倍数	200~1000	5~50	脉冲数	2
Y 轴压缩比	8:1	16:1	延时	4 ms

（3）标本制备

方法同神经干动作电位的引导。

（4）观察项目

① 神经干动作电位的传导速度测定。给予神经干最大强度的刺激，在通道 1 和通道 2 的采样窗中，分别观察到一个双相动作电位波形。点击菜单中的测量，用光标点击两个动作电位的起点，即可测得时间差值 t，测量标本屏蔽盒中两对引导电极之间的距离为 s，即可计算神经冲动的传导速度，公式为 $\nu = s/t\,(\text{m/s})$

② 神经干动作电位不应期的测定。选用神经干动作电位不应期的参数设置。给予神经干最大刺激强度的双脉冲刺激，可观察到两个动作电位，逐渐减少刺激间隔，缩短两个动作电位之间的差距，可观察到第二个动作电位逐渐向第一个动作电位靠近，当第二个动作电位幅度开始减小时，表明第二次刺激已落入第一次兴奋的相对不应期，此时两个刺激伪迹的间隔时间记为 t_1。继续缩短两个脉冲间的时间间隔，当第二个动作电位波幅完全消失，表明第二次刺激已落入第一次兴奋的绝对不应期，此时两个刺激伪迹的间隔时间记为 t_2，即为该神经干动作电位的绝对不应期。t_1 和 t_2 之间的差值即为该神经干的相对不应期。如图 5.4 所示，条件刺激（第一个刺激）与检验性刺激（第二个刺激）之间的时间间隔逐渐缩短，可以观察到第二个动作电位波形的变化。

（三）注意事项

（1）分离神经干时，动作要轻柔，神经周围的结缔组织和分支需用剪刀剪断，不可撕拉，避免用手或金属器械接触神经，以免损伤神经组织。

（2）实验过程中注意用任氏液保持神经干的湿润，避免神经标本因干燥而兴奋性下降，但要避免标本上过量任氏液造成电极间短路。

（3）神经干应平直地放置于电极上并与各电极保持良好接触。神经组织或两端的结扎线不可接触屏蔽盒壁，神经干不可折叠放置于电极上，以免影响动作电位的波形及大小。

（4）刺激强度应由弱至强逐步递增，以免过强刺激损伤神经干。

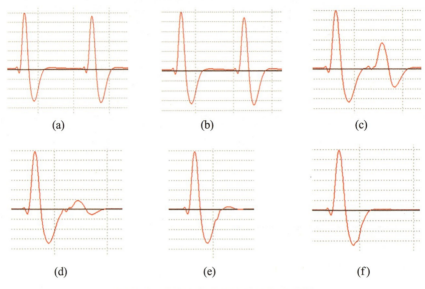

图 5.4 双脉冲刺激测定神经干不应期

三、思考题

（1）随着刺激强度的增加，神经干动作电位的幅度和波形有何变化，为什么？
（2）简述神经干双向动作电位的形成原理。
（3）在两个记录电极之间放置利多卡因后，为什么只能记录到单相动作电位？
（4）将利多卡因放置在刺激电极和记录电极之间会发生什么变化？简述其原理。

（倪 虹 高 琴）

实验二十八　缺氧与影响缺氧耐受性的因素

一、实验目的

（1）掌握：① 复制乏氧性缺氧、血液性缺氧和组织性缺氧的动物模型。② 观察不同类型缺氧对小鼠呼吸、皮肤黏膜、内脏和血液颜色等的影响。
（2）熟悉：观察在乏氧性缺氧的条件下，不同药物对小鼠耗氧量的影响及其作用机制。
（3）了解：观察美蓝对高铁血红蛋白血症的解救效果，了解其作用机制。

二、实验内容

（一）实验原理

氧是人体所必须的。组织氧供不足或不能充分利用氧，导致组织的功能、代谢和形态结构发生异常变化的病理过程，称为缺氧（hypoxia）。根据缺氧的原因和血氧变化的特点，缺氧一般分为 4 种类型:低张性缺氧(hypotonic hypoxia)、血液性缺氧(hemic hypoxia)、循环性缺氧(circulatory hypoxia)和组织性缺氧(histogenous hypoxia)。缺氧可对机体呼吸系统、循环系统、血液系统和中枢神经系统等多个系统产生影响,导致皮肤黏膜、内脏及血液的颜色发生改变,进而产生一系列的临床变化。产生其影响的程度和后果,取决于缺氧发生的速度、程度、部位、持续时间以及机体对缺氧的耐受性。缺氧的程度及时间、机体代谢情况、器官功能、年龄、外界环境温度和锻炼等多种因素均可影响机体对缺氧的耐受性(anoxia tolerance)。

(二) 器材和药品

测耗氧量装置一套(50 mL 量筒 1 个、10 mL 移液管 1 根 、250 mL 乏氧瓶 1 个、橡皮管等)、一氧化碳发生装置一套(烧瓶 1 个、分液漏斗 1 个、酒精灯 1 个、铁架台 1 个)、三角烧瓶 1 个、天平、注射器(1 mL)、500 mL 烧杯、碎冰块。

浓硫酸、甲酸、5%亚硝酸钠、钠石灰、1%美蓝、3%苦味酸、0.025%氯丙嗪、0.9%氯化钠、0.1%普萘洛尔、0.05%异丙肾上腺素、0.1%氰化钾、5%硫代硫酸钠。

(三) 实验对象

小鼠,雌雄不拘,体重为 15~25 g。

(四) 实验步骤

1. 乏氧性缺氧

(1) 称重

取小鼠 1 只,称重,放入置有钠石灰(约 5 g,用单层纱布包上)的乏氧瓶内,如图 5.5 所示。

(2) 观察、记录

观察小鼠的一般行为,唇、耳、鼻和尾部皮肤的颜色及呼吸频率、深度,然后塞紧瓶塞开始记录存活时间(从塞紧瓶塞至小鼠死亡这段时间)。动态观察小鼠在乏氧瓶中的情况,直到死亡为止。然后测定耗氧量,计算耗氧率。

小鼠在密闭的乏氧瓶内,不但消耗 O_2,而且呼出的 CO_2 被钠石灰所吸收,乏氧瓶内氧分压不断下降,进而产生负压,当乏氧瓶与耗氧量装置(图 5.6)相连时,移液管内的液体则因负压而上升,移液管内液体上升的毫升数即为消耗氧的总量,即总耗氧量(A)。根据小鼠体重(W),存活时间(t),计算小鼠耗氧率(R),公式为

$$R[\text{mL}/(\text{g} \cdot \text{min})] = \frac{A(\text{mL})}{W(\text{g}) \times t(\text{min})}$$

(3) 观察血液或肝脏颜色

动物死亡后,打开其腹腔,观察肝脏的颜色,剪取一小块肝脏组织在干净滤纸上印记血液记录其颜色。

2. 血液性缺氧

(1) 一氧化碳中毒

① 准备 CO 发生装置(图 5.7)。

② 取小鼠 1 只,放入如图 5.7 所示的广口瓶内,观察小鼠唇、耳、鼻、脚掌及尾部皮肤的

颜色后,与 CO 发生装置相连。

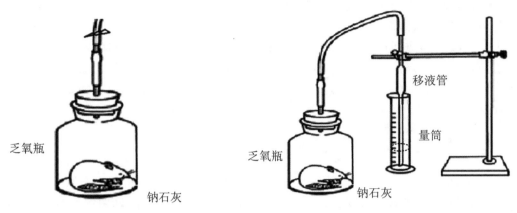

图 5.5　小鼠乏氧瓶　　　　　　　　　图 5.6　小白鼠耗氧量测定装置

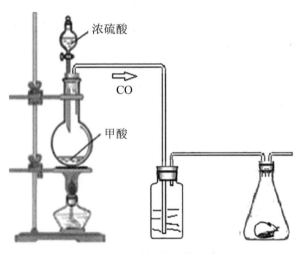

图 5.7　CO 发生装置

③ 取甲酸 3 mL 放于三角烧瓶内,缓慢滴加浓硫酸 2 mL,塞紧瓶盖,酒精灯加热(需缓慢加热,以免液体沸腾,CO 生产过快过多导致小鼠迅速死亡,观察不到典型的樱桃红色)。反应式如下:

$$\text{HCOOH} \xrightarrow[\triangle]{\text{浓 H}_2\text{SO}_4} \text{H}_2\text{O} + \text{CO}\uparrow$$

④ 观察指标:观察小鼠行为、皮肤、黏膜颜色及呼吸频率、深度有无变化,并记录变化和死亡时间(从塞紧瓶塞至小鼠死亡这段时间)。

⑤ 观察血液或肝脏颜色:动物死亡后,立即解剖其腹腔,观察肝脏和血液的颜色。

(2) 亚硝酸盐中毒

① 取体重相近的小鼠 2 只,称重,编号,观察、记录小鼠皮肤、黏膜的颜色后,做如下处理。甲鼠:腹腔注射 5%亚硝酸钠 0.3 mL/只后,立即腹腔注射 0.9%氯化钠 0.3 mL/只,观察、记录小鼠皮肤、黏膜颜色的变化及存活时间。乙鼠:腹腔注射 5%亚硝酸钠 0.3 mL/只后,立即腹腔注射 1%美蓝 0.3 mL/只,观察、记录小鼠皮肤、黏膜颜色的变化及存活时间。

② 待小鼠死亡后立即解剖,观察肝脏和血液的颜色。如乙鼠一直存活可颈椎脱臼后解

剖观察肝脏和血液的颜色。

（3）组织性缺氧

取体重相近的小鼠 2 只，称重、编号、观察、记录其行为、呼吸、皮肤黏膜的颜色后，腹腔内分别注射 0.1%氰化钾 0.2 mL/只。给药后观察动物的一般情况，呼吸的频率、幅度以及皮肤黏膜的颜色变化。待动物出现四肢瘫软后，向甲鼠腹腔注射 0.9%氯化钠 0.4 mL/只，乙鼠腹腔注射 5%硫代硫酸钠 0.4 mL/只，观察、记录 2 只小鼠呼吸、皮肤黏膜颜色的变化及存活时间。

将以上实验结果填入表 5.3 中。

表 5.3　不同类型缺氧的指标变化

实验项目	呼吸（频率、幅度）	皮肤、肝脏、血液颜色	存活时间
正常对照			
乏氧性缺氧			
一氧化碳中毒			
亚硝酸钠＋生理盐水			
亚硝酸钠＋美蓝			
氰化钾＋生理盐水			
氰化钾＋硫代硫酸钠			

（4）影响缺氧耐受性的因素

① 环境温度对缺氧耐受性的影响。

a. 取 3 只乏氧瓶，内置钠石灰少许（约 5 g）。

b. 取 2 只 500 mL 烧杯，一只烧杯内加入碎冰块和冷水，将杯内水温调至 -4～0 ℃；另一只烧杯内加入热水，将温度调至 40～42 ℃。

c. 取性别相同、体重相近的小鼠 3 只，称重后分别放入乏氧瓶内，观察正常表现后，将 2 只乏氧瓶分别放入盛有冷水或热水的烧杯内，另 1 只放置于室温中，同一时间塞紧瓶盖后开始计时。

d. 持续观察各小鼠在乏氧瓶内的活动情况，待小鼠死亡后，计算存活时间（t），并立即从烧杯内取出乏氧瓶，置室温中平衡 15 min。

e. 测定总耗氧量和耗氧率，方法同上。

② 药物对缺氧耐受性的影响。

a. 取小鼠 4 只（体重相近），称重、标记，观察正常表现后，分别做如下处理。甲鼠：腹腔注射 0.9%氯化钠 0.3 mL/10 g。乙鼠：腹腔注射 0.025%氯丙嗪（CPZ）0.3 mL/10 g。丙鼠：腹腔注射 0.1%普萘洛尔（Prop）0.3 mL/10 g。丁鼠：腹腔注射 0.05%异丙肾上腺素（Isop）0.3 mL/10 g。

b. 给药 15～20 min 后，将小鼠分别放入装有钠石灰的乏氧瓶内，密闭后开始计时。连接耗氧量装置，记录 4 只小鼠的表现、呼吸变化。

c. 测定总耗氧量和耗氧率。将结果填入表 5.4 中。

表 5.4   不同药物对小鼠耗氧量的影响

鼠号	体重(g)	药物	剂量(mL/10 g)	耗氧量
甲		ip 0.9%NaCl	0.3	
乙		ip 0.025% CPZ	0.3	
丙		ip 0.1% Prop	0.3	
丁		ip 0.05% Isop	0.3	

(五) 注意事项

(1) 动物要做好标记,以免混淆。

(2) 复制乏氧性缺氧动物模型和耗氧量测定时,整套装置必须保证密闭性。

(3) 小鼠体重应尽量一致,避免由于体重差异造成结果不准确。

(4) CO 发生装置浓硫酸应逐滴加入甲酸中,不可过热以免液体沸腾。

三、思考题

(1) CO 中毒导致的缺氧属于哪种类型的缺氧?具体机制是什么?

(2) 不同类型缺氧动物的皮肤、黏膜的颜色有何改变?为什么?

(3) 氯丙嗪、普萘洛尔、异丙肾上腺素在相同的缺氧状态下对小鼠耗氧量的影响有何不同?为什么?

(4) 亚硝酸盐中毒的机理是什么?解救药物及解救机理分别是什么?

(倪　虹　高　琴)

实验二十九　消化道平滑肌的生理特性及药物对平滑肌运动的影响

一、实验目的

(1) 掌握:① 学习哺乳类动物离体器官的灌流方法。② 观察哺乳动物小肠平滑肌的一般生理特性。③ 观察不同理化因素对小肠平滑肌自动节律性和紧张性的影响。

(2) 熟悉:不同理化因素对小肠平滑肌自动节律性和紧张性的作用机制。

二、实验内容

(一) 实验原理

哺乳类动物消化道平滑肌兴奋性低,收缩缓慢,具有自动节律性,富于伸展性,对化学物质、温度变化及牵张刺激较敏感等生理特性。在整体情况下消化道平滑肌受交感神经和副交感神经双重支配。当交感神经兴奋时,绝大多数节后纤维释放的递质去甲肾上腺素

（noradrenalin,NA),作用于消化道平滑肌细胞上 α、β 受体,产生抑制效应,使平滑肌运动减慢、减弱。当迷走神经兴奋时,其节后纤维释放神经递质乙酰胆碱(acetylcholine,ACh),作用于平滑肌细胞膜上的 M 受体,产生兴奋效应,使平滑肌运动加快、加强。因此,当给予相应药物(如受体激动剂或受体阻断剂)于灌流液中时,平滑肌舒缩活动也发生相应变化。本实验观察离体小肠在模拟内环境(离子成分、晶体渗透压、酸碱度、温度、氧分压等方面类似于内环境)中的活动,以及内环境改变对小肠平滑肌自动节律性和紧张性的影响。

（二）实验对象

家兔,雌雄不拘,体重 2.0~2.5 kg。

（三）器材和药品

BL-420N 生物信号采集与分析系统、张力换能器、恒温平滑肌实验系统或麦氏浴槽、大烧杯、"L"形通气管、酒精灯、温度计、哺乳动物手术器械一套、兔台、粗剪刀、纱布、丝线、注射器。

台氏液、乙酰胆碱(1∶100000)、肾上腺素(1∶10000)、阿托品(1∶10000)、盐酸(1 mol/L)、新斯的明、NaOH。

（四）实验步骤

1. 实验准备

调节实验装置。哺乳动物小肠平滑肌离体灌流的方法可以使用恒温平滑肌实验系统,也可以使用麦氏浴槽进行实验,如图 5.8 所示。

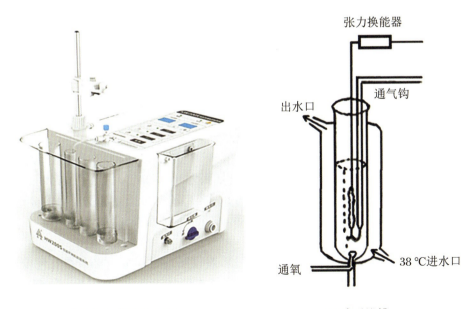

(a) 恒温平滑肌实验系统　　　　　　(b) 麦氏浴槽

图 5.8　离体小肠灌流实验装置

　　（1）恒温平滑肌实验系统。在恒温平滑肌槽的实验管和预热管中加入台氏液,外部容器中装入总容量3/4的去离子水,开启电源加热,浴槽温度将自动稳定在38 ℃左右。调节进气旋钮使气体通过进气针进入实验管,通气速度以实验管中的气泡一个接一个逸出为宜,不可过大过急以免引起实验管内液体震动而影响实验结果。通过操作恒温仪面板触摸"移液"和"换液"按钮,可更换液体。将张力换能器固定于铁架支柱上,换能器输出线连接生物信号分析和处理系统。

　　（2）麦氏浴槽。安装好一套麦氏浴槽。浴槽内加入38 ℃台氏液,将增氧泵与"L"形通气管相连以供氧气。将浴槽放入盛有38～39 ℃水的烧杯内,其下用酒精灯加热,通过观察安置在浴槽中的温度计,使台氏液温度始终保持在38～39 ℃。

2. 标本制备

　　用木槌猛击家兔的头枕部使其昏迷。自剑突下3～5 cm处,沿腹中线切开皮肤6～8 cm,沿腹白线迅速打开腹腔,找出胃幽门与十二指肠交界处,以此为起点,分离20～30 cm的肠管,将肠系膜沿肠缘剪去,剪取该段肠管取出,并迅速将肠管放入38 ℃左右的台氏液中浸浴,在肠管外壁用手轻轻挤压以除去肠管内容物后,每间隔3 cm作双结扎(相距1 cm),当肠管出现明显活动时,分别从双结扎线中间剪断,获得若干离体肠段标本,置于38 ℃台氏液中备用。

3. 实验装置的连接与使用

　　将制备好的肠段标本一端固定于通气管的挂钩上,另一端系于张力换能器的弹性悬梁臂上。适当调节换能器的高度,使其与标本间连线的松紧度适宜。标本和连线应悬于浴槽中央,避免连线或肠管与实验管的管壁接触。将张力换能器与生物信号采集处理系统通道连接。

4. 电脑设置

　　打开 BL-420N 系统,进入"消化道平滑肌生理特性"实验,描记平滑肌收缩曲线。

5. 观察项目

　　（1）正常收缩曲线

　　描记一段离体小肠平滑肌在38 ℃台氏液中的收缩活动,作为对照,注意观察基线水平、收缩幅度和节律。收缩曲线基线的高低表示小肠平滑肌紧张性的高低,收缩曲线的幅度的大小表示小肠平滑肌收缩活动的强弱。

　　（2）加入乙酰胆碱(ACh)

　　在恒温平滑肌实验系统的实验管(或麦氏浴槽)中加入1∶100000乙酰胆碱1～2滴,同时在记录曲线上做标记,观察肠段收缩活动(包括张力)的变化。待作用明显改变后,移除实验管中含乙酰胆碱的台氏液,加入预先准备好的38 ℃新鲜台氏液。重复更换2～3次新鲜台氏液,待肠段活动基本恢复至对照水平时,再进行下一项实验。

　　（3）肾上腺素的作用

　　在浴槽中加入1∶10000肾上腺素1～2滴,观察肠段收缩幅度和节律有何变化。将浴槽中的台氏液换成38 ℃新鲜台氏液。待其活动基本恢复正常后,进行下一项实验。具体方法同上。

　　（4）阿托品的作用

　　在浴槽实验管中加入1∶10000阿托品2～4滴,观察肠段活动变化,2 min后不换洗,再加入1∶100000乙酰胆碱1～2滴,再观察肠管平滑肌收缩活动的改变,并与项目(2)结果进行比较。同上法将浴槽中的台氏液换成 38 ℃新鲜台氏液,待其活动恢复基本正常后,进行下一项实验。

（5）新斯的明的作用

在实验管中加入 0.05%新斯的明 0.5 mL,观察肠管平滑肌收缩活动有何变化,待作用明显后换液。

（6）温度的影响

将实验管中的台氏液全部换成 25 ℃台氏液,观察低温对肠管收缩有何影响。然后逐步加温至 38 ℃,观察肠管收缩活动的变化,继续加温至 42 ℃,进行不同温度下收缩活动情况的比较。

（7）盐酸的作用

在实验管中滴入 2 滴 1 mol/L 的 HCl 溶液,观察肠管平滑肌收缩活动的改变。在滴加 HCl 使肠管活动出现明显变化的基础上迅速加入 1 mol/L 的 NaOH 3～4 滴,再观察肠管平滑肌收缩活动的恢复过程。如果恢复效果不明显,应立即换液。

以上实验结果填入表 5.5。

表 5.5　不同药物对家兔小肠平滑肌活动的影响

实验项目	收缩幅度	节律	曲线
38 ℃台氏液			
1∶100000 乙酰胆碱			
1∶10000 肾上腺素			
1∶10000 阿托品 　+乙酰胆碱			
0.05%新斯的明			
1 mol/L HCl 　+1 mol/L NaOH			
25 ℃→42 ℃			

（五）注意事项

（1）标本制备要迅速,动作要轻柔,避免牵拉过度,损伤肠管。

（2）加药前,先准备好每次换液用的 38 ℃左右台氏液。

（3）每次加药出现反应后,必须立即更换浴槽内的台氏液,至少 2 次。每项实验加入台氏液的量应保持一致。换洗后,待肠段运动恢复用药前状态后再进行下一项实验。

（4）上述各药用量系参考剂量,若效果不明显,可以增补加药。

（5）供氧的气泡不宜过大、过急,否则会使悬线振动,导致标本较大幅度的摆动而影响记录。

三、思考题

（1）温度的变化对消化道平滑肌的特性有何影响? 简述其主要机理。

（2）不同药物对消化道平滑肌的特性有何影响？简述其主要作用机制。

（倪　虹　高　琴）

实验三十　药物的抗心肌缺血作用

一、实验目的

（1）掌握：① 观察心肌缺血后心电图的指标变化。② 观察硝酸甘油对垂体后叶素所致家兔急性心肌缺血的对抗作用。

（2）熟悉：硝酸甘油抗心肌缺血的药理机制。

（3）了解：家兔急性心肌缺血动物模型的复制方法。

二、实验内容

（一）实验原理

急性心肌缺血是冠状动脉血流中断或减少引起的心肌急剧的、暂时的缺血与缺氧综合征。如心肌缺血持续发展得不到及时缓解则可能发展为急性心肌梗死。

垂体后叶素内含血管升压素，大剂量的血管升压素可致冠状动脉收缩，降低冠脉流量而引起急性心肌缺血，出现异常心电图改变，主要表现在 T 波和 ST 段的异常和心律失常。硝酸甘油是硝酸酯类的代表药。这类药物的基本作用是松弛平滑肌，降低心肌耗氧量，扩张冠状动脉，降低左心室充盈压，保护缺血的心肌细胞，至今仍是防治心绞痛最常用的药物。

（二）器材和药品

BL-421 I 信息化集成化信号采集与处理系统、兔手术台、台秤、针形记录电极、注射器（1 mL、5 mL、20 mL）、酒精棉球、干棉球。20%乌拉坦、垂体后叶素注射液、硝酸甘油注射液。

（三）实验对象

家兔，雌雄不拘，体重 2.0～2.5 kg。

（四）实验步骤

（1）取家兔 1 只，称重，耳缘静脉注射 5 mL/kg 体重剂量 20%氨基甲酸乙酯（乌拉坦）麻醉，仰卧位固定于兔手术台上。

（2）将电极信号输入线接入 BL-420N CH1 通道，将针状电极插入动物四肢皮下，连接导联线：白色—右上肢，红色—左下肢，黑色—右下肢；启动 BL-420N 软件→信号选择→1 通道信号类型选择对应动物心电图→开始实验，记录 Ⅱ 导联心电图，如图 5.9(a)所示。

（3）从耳缘静脉注入垂体后叶素 2.5 U/kg，于 0.5 min 内注射完毕。记录给药后 0 min、0.5 min、1 min、2 min、3 min、5 min、10 min 的 Ⅱ 导心电图，注意观察心率、ST 段和 T

波的变化,如图 5.9(b)和图 5.9(c)所示。

（4）待心电图基本恢复正常,由一侧耳缘静脉先缓慢推注 0.5%硝酸甘油 1 mL/kg 的半量(2 min 内),然后另一侧耳缘静脉注射 2.5 U/kg 的垂体后叶素,将剩下半量的硝酸甘油和垂体后叶素二者同时注完。之后记录心电图,观察心电图的心率、ST 段和 T 波有何变化,并与实验步骤(3)进行比较,如图 5.9(d)所示。

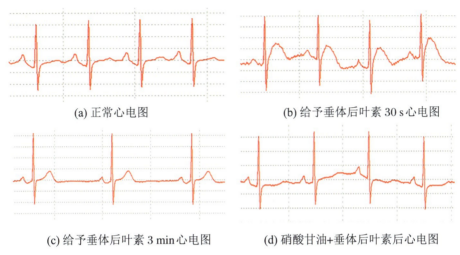

(a) 正常心电图　　　　　　　　　(b) 给予垂体后叶素 30 s 心电图

(c) 给予垂体后叶素 3 min 心电图　　　(d) 硝酸甘油+垂体后叶素后心电图

图 5.9　不同组别家兔心电图

(五) 注意事项

（1）针状电极应插入动物四肢皮下,不得过深,以免肌电干扰。

（2）给药过程中应密切观察动物表现,一旦出现呼吸抑制,立即进行心脏按压救治。

（3）硝酸甘油注射剂应缓慢推注,防止油剂形成栓塞造成动物死亡。

（4）给药前记录正常心电图做对照。记录心电图时选 AC 交流电,以排除肌电干扰。

三、思考题

（1）心肌缺血后的心电图有哪些典型变化? 简述其原因。

（2）复制急性心肌缺血的动物模型有哪些? 垂体后叶素复制急性心肌缺血模型的机制是什么?

（3）硝酸甘油抗急性心肌缺血的药理机制是什么?

（倪　虹　高琴）

实验三十一　影响尿生成的因素和利尿剂的作用

一、实验目的

（1）掌握:① 刺激迷走神经和静脉注射生理盐水、葡萄糖、去甲肾上腺素等药物对尿量的影响。② 迷走神经和药物对尿量影响的作用机制。

（2）熟悉：输尿管插管或膀胱插管技术和尿的收集方法。

二、实验内容

（一）实验原理

肾脏的主要功能是生成尿液。尿生成过程包括肾小球滤过、肾小管和集合管的重吸收、分泌和排泄3个环节。肾小球滤过作用的动力是有效滤过压，而有效滤过压的高低主要取决于肾小球毛细血管血压、血浆胶体渗透压和囊内压三个因素。影响肾小管、集合管泌尿机能的因素包括肾小管溶液中溶质浓度、抗利尿激素和肾髓质高渗梯度等。

尿糖定性试纸是一种酶试纸，由葡萄糖氧化酶、过氧化氢酶和某种无色的化合物固定于滤纸上制成。当尿液滴加到酶试纸上时，尿液中的葡萄糖在葡萄糖氧化酶的催化作用下生成葡萄糖酸和过氧化氢，过氧化氢在酶的催化作用下形成水和原子氧，原子氧可以将试纸上的无色的化合物氧化成有色化合物，使试纸呈现特定的颜色，再与试纸瓶上的标准比色板比较，根据颜色相同就可大概判断出尿糖的含量。根据尿中含糖量的多少，试纸呈现出深浅度不同的颜色变化，有阳性和阴性之分。如比色为蓝色，说明尿中无糖，代表阴性结果，符号为（－）；呈绿色，为一个加号（＋），说明尿中含糖0.3%～0.5%；呈黄绿色，为两个加号（＋＋），说明尿中含糖0.5%～1.0%；呈橘黄色，为三个加号（＋＋＋），尿中含糖1%～2%；呈砖红色，为四个加号（＋＋＋＋）或以上，尿中含糖2%以上。

（二）实验对象

家兔，雌雄不拘，体重2.0～2.5 kg。

（三）器材和药品

兔手术台、纱布若干、BL-420N生物信号采集处理系统、血压换能器、哺乳动物手术器械一套（粗剪刀、手术刀、眼科剪、组织镊各1把，直、弯组织剪各1把，直、弯止血钳各2把，直、弯蚊式止血钳各2把），刺激器1个、动脉插管、动脉夹、输尿管插管、玻璃分针、气管插管、注射器（1 mL、5 mL、20 mL若干）、黑色丝线。

20%乌拉坦、1%肝素、0.01%去甲肾上腺素、20%葡萄糖、垂体后叶素、呋塞米、生理盐水、尿糖试纸。

（四）实验步骤

1. 仪器连接

将刺激电极与BL-420N生物信号采集处理系统的刺激端口相连。将血压换能器与生物信号采集处理系统的相应通道相连，血压换能器连接三通管，三通管一端与动脉插管相连，另一端注入肝素生理盐水混合液，排除空气后关闭。

2. 计算机开启

先开BL-420N生物信号采集与分析系统电源，再打开计算机，启动生物信号采集处理系统,调节放大倍数、采样、调零和刺激器等参数设置。

3．实验动物操作

（1）麻醉固定

取兔称重,用20%乌拉坦按5 mL/kg体重剂量由耳缘静脉注入,进行常规麻醉,待动物进入理想的麻醉状态后,将其仰卧固定于手术台上。

（2）颈部手术

剪去家兔颈前部毛发,在甲状软骨下1 cm处,沿颈前部正中线,做5～6 cm长度的皮肤切口,锐性分离筋膜层,钝性分离肌肉层,在甲状软骨下方第3～4软骨环之间做倒"T"形切口,气管插管向心方向插入并结扎固定,以保证呼吸通畅。在颈部深处找到颈动脉鞘,暴露右侧颈动脉鞘,用玻璃分针细心分离出鞘膜内的迷走神经和颈总动脉,分别在神经和血管下穿线备用,如图5.10所示。

（3）腹部手术

下腹部剪毛,在耻骨联合上方1.5 cm处,沿腹部正中做一长约4 cm的切口,再用组织剪沿腹白线剪开腹腔,将膀胱轻拉至腹壁外,并翻转使膀胱尖部朝下,暴露膀胱三角,在膀胱三角处找到输尿管根部,仔细辨认输尿管,用止血钳提起膀胱前壁(靠近顶端部分),选择血管较少处,分离双侧输尿管1～2 cm,穿双丝线备用,如图5.11所示。

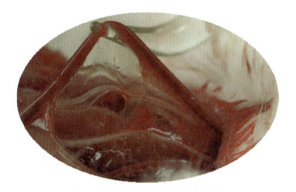

图5.10　颈总动脉和迷走神经

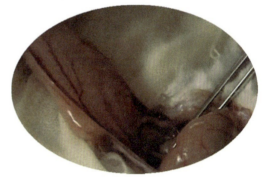

图5.11　输尿管

（4）肝素化

用1%肝素(1 mL/kg)通过耳缘给予静脉注射。

（5）颈总动脉插管

结扎颈总动脉远心端,用动脉夹夹闭颈总动脉近心端,在靠近血管远心端结扎线稍下方用眼科剪倾斜45°做一斜形剪口,向心脏方向插入动脉插管,三步结扎法结扎颈总动脉,然后缓慢松开动脉夹,点击开始采样,即可观察心脏收缩舒张曲线。

（6）输尿管插管术

先将输尿管近膀胱端结扎,在近结扎处用眼科剪向心脏方向剪一斜切口,把充满生理盐水的输尿管插管插入输尿管内,采用三步结扎法进行结扎固定。使插管的引流管出口处低于膀胱水平,用培养皿盛接由引流管流出的尿液。手术完毕,用温热生理盐水纱布覆盖腹部创口,如插管术成功,可看到尿液从输尿管插管中缓慢流出。

4．观察项目

记录尿流量(滴/min)和血压。

（1）按6～9 mL/kg体重剂量静脉快速注射37 ℃的生理盐水,记录尿量最多时的数据。

取尿液 2 mL 做尿糖定性实验。

（2）用强度 5 V,频率 30 Hz,波宽 2 ms 的电脉冲间断刺激右侧颈迷走神经的外周端 1～2 min,记录尿量最少时的数据。

（3）待尿量恢复稳定后静脉注射 20% 葡萄糖 5 mL,记录尿量最多时的数据。当尿量显著变化时,取流出的尿液 2 mL,做一次尿糖定性实验,观察尿糖结果和项目(1)做比较。

（4）待尿量恢复稳定后静脉注射 0.01% 去甲肾上腺素 0.3 mL,记录尿量最少时的数据。

（5）待尿量恢复稳定后按 5 mg/kg 体重剂量静脉注射 10 g/L 呋塞米,记录尿量最多时的数据。

（6）按 0.75 U/kg 体重剂量静脉注射垂体后叶素,记录尿量最少时的数据。

5. 实验结果

下列各项实验处理前后尿量和血压的数据表格(表 5.6),用文字和数据逐一描述实验结果。

表 5.6　不同组别血压及尿量的比较

观察项目	血压(mmHg)	尿量(滴/min)
正常对照		
iv 生理盐水(37 ℃)20～30 mL（留尿,作尿糖定性实验 1)		
间断刺激迷走神经外周端		
iv 20% 葡萄糖 5 mL（留尿,作尿糖定性实验 2)		
尿量恢复稳定后,iv 0.01% 去甲肾上腺素 0.3 mL		
尿量恢复稳定后,按 5 mg/kg 体重剂量 iv 10 g/L 呋塞米		
iv 垂体后叶素 0.75 U/kg		

（五）注意事项

（1）为保证家兔有足够的尿量,实验前应给家兔多饮水、吃青菜,或通过耳缘静脉注入 20～30 mL 生理盐水。

（2）实验过程中多次通过耳缘静脉给药,故需要保护好家兔的耳缘静脉,耳缘静脉穿刺应从近耳尖处开始,逐次移向耳根部;可以使用头皮针,给药后需用生理盐水助推,以便药液全部进入血液循环。

（3）颈总动脉插管前,一定要肝素化,以免血液凝固,堵塞插管。插管向着心脏方向插入,三步结扎固定。

（4）进行输尿管插管时,须注意插管方向应与输尿管方向一致,以免妨碍尿液流出,注意避免过度牵拉输尿管,以防输尿管挛缩导致损伤性尿闭。导管插入后,为防止血凝块堵塞,应立即引流尿液。

（5）对雄性家兔,应仔细辨认输精管和输尿管,以防混淆。输尿管纵向走行且粗而直,管腔直接与膀胱相连,输精管则呈弯曲状横向走行。

(6)静脉注射葡萄糖前、后可分别取尿液做尿糖定性实验,注意尿液中不能带有血液,以免对尿糖检测结果产生影响。

三、思考题

(1)本实验中哪些因素是通过肾小球滤过率而影响尿量的?它们各自的作用机制又如何?

(2)兔静脉注射20%葡萄糖5 mL的利尿机制?用理论计算证明动物出现糖尿。

(3)试解释垂体后叶素对尿量的影响。

(4)家兔手术过程中失血会对其尿液生成产生怎样的影响?其调节的生理机制是怎样的?

（倪　虹　王其一）

实验三十二　氨在肝性脑病发病中的作用

一、实验目的

(1)掌握:① 复制急性肝功能不全动物模型,观察急性肝功能不全时动物的表现。② 分析血氨升高在肝性脑病发病机制中的作用。

(2)熟悉:谷氨酸钠缓解氨中毒的作用机制。

二、实验内容

(一) 实验原理

肝性脑病(hepatic encephalopathy)过去称肝性昏迷(hepatic coma),是严重肝病引起的以代谢紊乱为基础的中枢神经系统功能失调的综合病征,其临床表现轻者可仅有轻微的智力减退,严重者出现意识障碍、行为失常和昏迷。

氨代谢紊乱引起氨中毒是肝性脑病的重要发病机制。血液游离的 NH_3 有毒性,且能透过血脑屏障,其对脑有多方面的影响:干扰脑的能量代谢,使大脑细胞的能量供应不足,以致不能维持正常功能。增加脑对中性氨基酸的摄取,它们对脑有抑制功能;谷氨酸是大脑的重要兴奋性神经递质,缺少则大脑抑制增加;星形胶质细胞中含谷氨酰胺合成酶,当脑内氨增加谷氨酰胺合成增加,谷氨酰胺是一种很强的细胞内渗透剂,其增加导致星形细胞和神经元细胞发生肿胀,是肝性脑病时脑水肿发生的重要原因;氨还可直接干扰神经的电活动。

本实验通过对家兔肝大部切除后造成急性肝功能不全模型,再经十二指肠注入氯化铵,引起血氨迅速升高,使动物出现震颤、抽搐、角弓反张和昏迷等肝性脑病的症状。观察出现相应症状所需氯化铵的用量及时间,探讨氨在肝性脑病发病中的作用机制,并了解谷氨酸钠缓解氨中毒的作用。

（二）实验对象

家兔，雌雄不拘，体重 2.0～2.5 kg。

（三）器材和药品

手术刀 1 把、止血钳 4 把、组织剪 1 把、弯组织剪 1 把、眼科剪 1 把、眼科镊 1 把、小圆缝合针、插管 1 根、注射器（10 mL、20 mL）、动脉夹、塑料导管、缝合线、分光光度计、离心机、水浴箱、试管、刻度吸管。

1% 普鲁卡因、1% 肝素、2.5% 复方氯化铵溶液（氯化铵 25 g，碳酸氢钠 15 g，以 5% 的葡萄糖溶液稀释至 1000 mL）、5% 复方谷氨酸钠溶液、酚试剂、次氯酸钠、生理盐水。

（四）实验步骤

1. 分组标记

实验分为 3 组：实验组、对照组和治疗组。

2. 麻醉

家兔称重后，仰卧位固定在兔台上，颈前部剪毛备皮，1% 普鲁卡因局部浸润麻醉。

3. 颈总动脉插管

切开颈部正中皮肤，钝性分离肌肉，分离颈总动脉，耳缘静脉按 1 mL/kg 量注射 1% 肝素，行颈总动脉插管。颈总动脉插管主要用于采血，打开动脉夹，放血 2 mL，做血氨测定，放血完毕后立即夹闭动脉夹。

4. 肝叶的游离和结扎

上腹部正中剪毛备皮，1% 普鲁卡因局部浸润麻醉。从胸骨剑突下沿上腹正中做长 6～8 cm 的切口，打开腹腔，暴露肝脏，术者左手食指和中指在镰状韧带两侧将肝脏往下压，右手持组织剪剪断肝与横膈之间的镰状韧带。再将肝叶上翻，剥离肝胃韧带，使肝叶完全游离。辨明肝脏各叶（图 5.12），用丝线结扎肝脏左外叶、左中叶、右中叶以及方形叶根部，待上述肝叶变成暗褐色后用组织剪逐叶剪除。由于供应右外叶及尾状叶的门脉血管为独立分支，不会同时被结扎，因而得以保留。

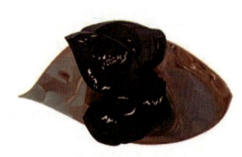

图 5.12　兔的肝脏

5. 十二指肠插管

沿胃幽门向下找出十二指肠并游离出腹腔，用小圆缝合针在十二指肠肠管上做一荷包缝合，用组织剪在荷包中央剪一小口后，将插管向小肠方向插入 4 cm，收紧荷包，将肠管回纳腹腔，只留塑料管一端于腹外，以止血钳对合夹住腹壁，关闭腹腔，松绑动物。

6. 观察项目

观察并记录各组家兔结扎肝脏前、后，腹腔注入氯化铵出现大抽搐及给予药物后的呼吸、角膜反射、瞳孔大小、对疼痛刺激的反应及肌张力等各项指标的变化情况。

（1）实验组

家兔肝叶大部分切除，并每隔 5 min 向十二指肠注入 2.5% 复方氯化铵溶液 5 mL。仔细观察并记录家兔的呼吸、角膜反射、瞳孔大小及对刺激的反应等情况，注意有无反应性增高及肌肉痉挛。若出现全身性抽搐时，记录从肠腔给药至出现大抽搐的时间及氯化铵总用量，计算每千克体重用量。

（2）对照组

① 甲兔：家兔肝叶大部分切除，并向肠腔内注入 0.9% NaCl，除了用生理盐水代替复方氯化铵溶液外，其余实验操作同实验组。

② 乙兔：假手术组，肝叶假结扎、假切除，并向十二指肠注入 2.5% 复方氯化铵溶液，除肝叶不结扎不切除，其余操作同实验组。

（3）治疗组

家兔肝叶大部分切除，并向十二指肠注入 2.5% 复方氯化铵溶液。待家兔出现症状后，从十二指肠腔按照 6 mL/kg 注入 5% 复方谷氨酸钠溶液。记录每次所用剂量，并从颈总动脉放血 2 mL 作血氨测定，观察抢救效果。

7. 血氨测定

取试管 1 支，加入待测血浆 0.25 mL，再分别加入蒸馏水 2.75 mL，酚试剂 1 mL 和次氯酸钠试剂 1 mL；充分混匀后，置试管于 37 ℃ 水浴箱水浴 15～30 min，取出后冷却，观察比较呈色情况；可用 635 nm 波长比色，蒸馏水调零，读取光密度值进行比较。

8. 观察并记录

观察并记录结扎肝脏前、后，腹腔注入复方氯化铵出现大抽搐及给予药物后的结扎肝脏前、后，家兔各项指标的变化，实验结果填入表 5.7 中。

表 5.7 不同组别家兔各项指标变化

	对照组		实验组	治疗组
	甲兔	乙兔		
呼吸频率				
呼吸幅度				
角膜反射				
肌张力				
痛觉				
复方氯化铵用量				
大抽搐时间				
血氨浓度				

（五）注意事项

（1）剪镰状韧带时勿损伤膈肌和血管，游离肝脏时动作宜轻，以免肝叶破裂出血。

（2）结扎线应扎于肝叶根部。切肝时一定要在结扎线上，以免引起大出血。

（3）十二指肠插管不要插向胃的方向，复方氯化铵溶液切勿注入腹腔。

三、思考题

（1）复方氯化铵溶液引起肝性脑病发病的机制是什么？
（2）对各组家兔的实验结果进行比较说明了什么问题？谷氨酸钠为何能缓解氨中毒？
（3）临床上肝功能障碍患者血氨升高的主要原因和机制是什么？

（倪　虹　王其一）

实验三十三　水杨酸钠血浆半衰期的测定

一、实验目的

（1）掌握：血浆半衰期的测定及计算方法。
（2）熟悉：血浆半衰期测定的意义。
（3）了解：水杨酸钠在动物体内随时间变化的代谢规律。

二、实验内容

（一）实验原理

1. 半衰期测定的原理

药物的半衰期（half life，$t_{1/2}$）通常指血浆消除半衰期，即血浆中药物浓度下降一半所要的时间。绝大多数药物在体内按一级动力学消除，即血中药物消除速率与瞬时药物浓度成正比，其药-时关系表达式为

$$\log C_t = \log C_0 - \frac{k}{2.303}t \qquad ①$$

当 $t = t_{1/2}$，$C = 1/2\ C_0$，代入公式①可得

$$t_{1/2} = \frac{0.693}{k} \qquad ②$$

因此，只要求出药物的消除速率常数 k，就可以得出药物的 $t_{1/2}$。那么，如何求出 k 值呢？由公式①可知，当血药浓度以对数表示时，其与时间的关系为简单的线性关系。因此，可单次静脉注射药物后不同时间取血，测定血药浓度，用给药时间 t 与不同时间点血药浓度的对数值 $\log C_t$ 作图，并得到线性回归方程（图 5.13）。该方程的斜率 $b = k/2.303$，可计算出消除速率常数 $k = 2.303b$，最后将 k 代入公式②即可求得 $t_{1/2}$。

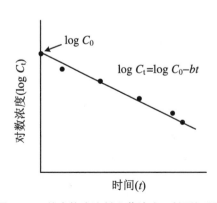

图 5.13　单次静脉注射血药浓度-时间关系图

2. 水杨酸钠浓度测定的原理

在酸性条件下，水杨酸钠可与三氯化铁生成

紫色络合物：

水杨酸铁络合物在 520 nm 处有最大吸收，其吸光度与药物含量成正比。利用分光光度计测定水杨酸钠浓度已知的标准管内吸光度和待测样品管内的吸光度，通过以下公式可求出样品管的药物浓度：

$$样品管浓度 = \frac{样品管吸光度}{标准管吸光度} \times 标准管浓度$$

（二）实验对象

家兔，雌雄不限，体重在 2 kg 左右。

（三）器材和药品

1．器材

兔固定盒、离心机、台秤、5 mL 注射器、1 mL 移液器、10 mL 离心管、试管架、722 型分光光度计。

2．药品

10%水杨酸钠溶液、0.02%水杨酸钠标准溶液、1%肝素钠溶液、10%三氯醋酸溶液、10%三氯化铁溶液、蒸馏水。

（四）实验步骤

（1）器材的准备：取 7 支 10 mL 离心管，编号 1～7 号，每管加入 10%三氯醋酸 3.5 mL（用于沉淀蛋白质）备用。

（2）取健康家兔 1 只，称重，置于兔固定盒中固定。用预先经 1%肝素溶液润湿过的 5 mL 注射器自耳缘静脉取血 2 mL，分别注入 1 号（对照管）和 2 号（标准管）管内，每管 1 mL，立即颠倒混匀，静置。

（3）由耳缘静脉注射 10%水杨酸钠溶液（2 mL/kg），注射完毕后立刻计时。给药后第 5 min、10 min、20 min、30 min、45 min 分别自耳缘静脉取血 1 mL，注入 3～7 号离心管内，摇匀后静置。每次取血时均应记录准确的时间。

（4）在 2 号管内加入 0.02%水杨酸钠标准溶液 1 mL，其余各管加入等体积的蒸馏水，混匀。

（5）将所有离心管室温离心 10 min，3500 r/min。每管取 3 mL 上清至相同编号的干净离心管中，各加入 10%三氯化铁溶液 0.5 mL，显色。

（6）比色：722 型分光光度计用 1 号管调零（因 1 号管中只有空白血浆，不含药），测定各管溶液在 520 nm 波长处的吸光度。

（五）实验结果

实验结果填入表 5.8 中。

表 5.8　水杨酸钠血浆浓度测定结果

编　　号	吸光度 A	血药浓度 $C(\mu g/mL)$	对数浓度 $(\log C)$
1（空白对照管）	0	—	—
2（标准管）		200	
3（给药后 5 min）			
4（给药后 10 min）			
5（给药后 20 min）			
6（给药后 30 min）			
7（给药后 45 min）			

以 $\log C$ 对 t 的线性回归方程为 $\log C = a - bt$。

$$\text{消除速率常数 } k = 2.303b \quad \text{血浆半衰期 } t_{1/2} = 0.693/k$$

（六）注意事项

（1）本次实验需多次采血，起始部位应尽量选在远端，并注意节省耳缘静脉。若未能及时采血，需以实际采血时间代入公式进行计算。

（2）采血后，即刻注入含有三氯醋酸的离心管中并快速混匀，以防凝血。

三、思考题

（1）何为药物血浆半衰期？有何临床意义？

（2）药物消除动力学有几类？各有什么特点？

（张梦晓　王其一）

实验三十四　有机磷酸酯类中毒与解救

一、实验目的

（1）掌握：阿托品和解磷定对有机磷中毒的解救作用及机制。

（2）熟悉：有机磷中毒的症状、机制。

（3）了解：有机磷中毒的抢救原则。

二、实验内容

（一）实验原理

有机磷酸酯类为难逆性胆碱酯酶抑制剂，通过抑制胆碱酯酶活性，使乙酰胆碱在体内堆积,产生中毒症状,包括 M 样症状、N 样症状和中枢神经系统症状。抗胆碱药阿托品能阻断 M 受体,解除有机磷酸酯类中毒的 M 样症状;而解磷定可复活胆碱酯酶,恢复其水解乙酰胆碱的能力,对 M 及 N 样症状均有效,以缓解骨骼肌震颤的效果最快。两药合用可提高解救效果。

(二) 实验对象

家兔,雌雄不限,体重在 2.0~3.0 kg。

(三) 器材和药品

1. 器材

兔固定盒、测瞳尺、听诊器、注射器(5 mL、10 mL)、干棉球、酒精棉球、台秤。

2. 药品

5%敌百虫溶液、0.1%硫酸阿托品溶液、2.5%碘解磷定溶液。

(四) 实验步骤

(1) 取家兔 2 只,标记为甲兔、乙兔,称重,观察并记录其一般情况:呼吸、唾液分泌、瞳孔、肠鸣音、大小便、肌张力、有无肌肉震颤等。

(2) 耳缘静脉缓慢注射 5%敌百虫溶液 (1.5 mL/kg),观察上述指标变化并记录。

(3) 待中毒症状明显时(出现肌颤),甲、乙两兔分别按下列顺序给药:

① 甲兔:先耳缘静脉注射 0.1%硫酸阿托品溶液 (1 mL/kg),观察上述指标变化,记录。随后耳缘静脉注射 2.5%碘解磷定溶液 (2 mL/kg),观察家兔的表现并记录。

② 乙兔:先耳缘静脉注射 2.5%碘解磷定溶液 (2 mL/kg),观察上述指标变化并记录。随后耳缘静脉注射 0.1%硫酸阿托品溶液 (1 mL/kg),观察家兔的表现并记录。

(五) 实验结果

实验结果记录于表 5.9 中。

表 5.9　有机磷酸酯中毒及解救

编号	体重(kg)	给药情况	瞳孔(cm)		唾液分泌	大小便	呼 吸 (次/min)	肌颤
			左	右				
甲		—						
		敌百虫						
		阿托品						
		解磷定						
乙		—						
		敌百虫						
		解磷定						
		阿托品						

(六) 注意事项

(1) 敌百虫可经皮肤吸收,操作时务必注意防护。一旦皮肤接触后应立即用自来水冲洗,切勿用肥皂,因其在碱性环境中可转变为毒性更大的敌敌畏。

(2) 敌百虫刺激性较大,静脉注射时应缓慢。

(3) 给家兔注射敌百虫后,若 15 min 内仍未出现明显中毒症状,可再追加 1/3 剂量的敌百虫溶液。

(4) 测量瞳孔直径时,注意保持光线强弱一致。

(5) 实验过程中应密切观察家兔情况,及时抢救。

三、思考题

(1) 实验中,甲、乙两兔的中毒症状缓解顺序有何不同? 为什么?

(2) 有机磷酸酯类中毒的抢救原则?

(张梦晓　王其一)

实验三十五　药物的抗炎作用

一、实验目的

(1) 掌握:地塞米松的抗炎作用。

(2) 熟悉:炎症模型的制备方法。

(3) 了解:糖皮质激素的抗炎作用机制。

二、实验内容

(一) 实验原理

炎症反应是临床常见病理生理过程,感染、抗原-抗体反应、化学、物理损伤等均可诱发炎症反应。角叉菜胶和二甲苯均为常用的致炎剂,可诱导给药部位的非特异性炎症反应,致炎部位的红肿程度可反映出炎症的严重程度。

地塞米松为糖皮质激素类药物,可明显抑制各种致炎因素引起的炎症,能够抑制炎性细胞和免疫细胞的功能、诱导抗炎因子的产生,起到快速、强大而非特异性的抗炎作用。

(二) 实验对象

昆明种小鼠,雄性,25～30 g;SD 大鼠,雄性,130～150 g。

(三) 器材和药品

1. 器材

台秤、电子天平、手术剪、打孔器、足趾容积检测仪、注射器、棉签。

2．药品

100%二甲苯、1%角叉菜胶、0.5%地塞米松注射液、生理盐水。

（四）实验方法

1．小鼠耳片法

（1）取小鼠 2 只，标记，称重，观察小鼠的一般情况。

（2）甲鼠腹腔注射 0.5%地塞米松溶液（0.1 mL/10 g），乙鼠腹腔注射等体积的生理盐水溶液。

（3）30 min 后，每只小鼠用 0.1 mL 二甲苯均匀涂擦左耳前后两面皮肤，右耳做对照。记录时间。

（4）致炎 30 min 后，颈椎脱臼处死小鼠，沿耳郭基线剪下两耳，用打孔器分别在两耳同一部位打下耳片，用电子天平称取耳片重量，记录。

（5）按下列公式计算肿胀程度：

$$肿胀程度 = \frac{左耳片重量 - 右耳片重量}{右耳片重量} \times 100\ \%$$

2．大鼠足趾肿胀法

（1）取大鼠 2 只，标记，称重。甲鼠腹腔注射 0.5%地塞米松溶液（1 mL/100 g），乙鼠腹腔注射等体积的生理盐水溶液，计时。

（2）测定致炎前大鼠右后足趾正常体积：每只鼠右后足外踝处用记号笔画一道横线作为标志。大鼠右后肢拉直放入足趾容积测量仪玻璃筒内，使筒内液体水平线与大鼠踝关节横线标记处重叠，读取足趾容积数值。

（3）致炎：腹腔注射药物 30 min 后，用 26 号针头注射器向大鼠右后肢足趾皮下注射 1%角叉菜胶溶液 0.1 mL（自足趾中部进针，插入皮下，先向上注入 0.05 mL 溶液，然后掉转针头向下注入 0.05 mL）。

（4）分别于致炎后 20 min、40 min、60 min 测量大鼠右后肢足趾体积。

（5）按下列公式计算肿胀程度：

$$肿胀程度 = \frac{致炎后右后足趾体积 - 致炎前右后足趾体积}{致炎前右后足趾体积} \times 100\%$$

（五）实验结果

实验结果记录于表 5.10 及表 5.11 中。

表 5.10　地塞米松对二甲苯致小鼠耳片肿胀的影响

鼠号	体重(g)	药物和用量	耳片重量(mg)		肿胀程度
			左	右	
甲					
乙					

表 5.11 地塞米松对角叉菜胶致大鼠足趾肿胀的影响

鼠号	体重（g）	药物和用量	足趾体积（mL）				肿胀程度		
			致炎前	20 min	40 min	60 min	20 min	40 min	60 min
甲									
乙									

（六）注意事项

（1）耳片法中，所取耳片应与涂二甲苯的部位应一致，打孔器应锋利。

（2）测定大鼠足趾体积时，大鼠踝关节的记号线必须与足趾测量仪筒内液体水平线保持一致。

三、思考题

（1）炎症模型的制备方法有哪些？

（2）糖皮质激素的抗炎作用有何特点？

（张梦晓 王其一）

实验动物伦理及"3R"原则

2015 年 12 月 5 日，西安某医学院一实验楼楼顶上，数十只狗刚做完手术，身上满是伤痕，有的甚至疼得抽搐。校方了解情况后，发现该医学院实验人员在按规定程序做完动物实验后对动物尸体的处理过程中有不合适行为，动物没有被执行安乐死，动物尸体未进行无害化处理。按照通常做法，动物实验结束后，如果不需要动物存活，应采取安乐死措施，事后由专业人员确认动物死亡，并将动物尸体恢复原貌（皮肤缝合等），尸体由经过环保部门认可的机构进行焚烧等无害化处理。这个事件不是错在使用实验动物，而是错在没有给动物实施完整的安乐死，导致部分动物从麻醉中苏醒，增加额外的痛苦。

实验动物伦理是指在进行动物实验时，应遵循的道德规范和伦理原则。它要求人们在从事动物实验时必须考虑到动物的福利，人道地善待动物。实验动物伦理的核心理论是"3R"原则：① 减少（Reduction）：指在科学研究中，使用较少数量的动物获取同样多的实验数据或用一定数量的动物能获得更多实验数据的方式。② 替代（Replacement）：指使用其他方法而不用动物所进行的试验或其他研究课题也可以达到某一实验目的，或者使用没有知觉的实验材料代替神志清醒活的动物进行实验的一种科学方法。③ 优化（Refinement）：指通过改进的完善实验程序，减少对实验动物造成的不适、不安、恐惧和疼痛感，从而提高动物的福利。

实验动物伦理是实验研究中不可忽视的重要方面。通过遵守相关法规和准则，采取合理的实验措施，致力于保障实验动物的福利和权益。这不仅有助于提高科学研究的质量，也体现了对生命的尊重和相应的社会责任。这需要我们不断地努力，不断完善实验动物伦理管理，以推动科学的进步和福利保护的共同发展。

（倪 虹 王其一）

人　体　实　验

一、人体机能实验的意义

人体作为医学机能学实验的主要研究对象之一,在医学机能学实验教学改革及现代安全、稳定、有效的实验仪器发展等背景下,人体机能实验逐渐作为新兴分支成为医学机能学实验的重要组成部分。不同于动物、离体组织器官等实验,人体机能实验将人体作为直接的受试对象,观察人体机能的正常状态及生理变化。在实验中,学生可亲身从实验过程中观测到人体功能变化的现象和进程,并加深对人体生理指标内涵的理解,从而探究生理功能的影响因素等,进一步理解和掌握人体机能学知识。

开展人体机能实验的优势显著:一是增强学生对临床患者实际疾苦的体会和认同;二是在彼此作为实验主体进行模拟训练过程中,使学生正确、规范的操作技能及医患沟通技巧得到锻炼;三是"沉浸式"教学在"感同身受"的教学模式中得到体现,观察者、操作者、受试者合一的主体感受激发主观能动性,趣味性、体验感兼备的同时也促进教学目的的实现;四是以人体作为实验主体,将基础理论和临床实践紧密结合,有效锻炼学生临床辩证思维和提升综合分析能力;五是便于融入思政教育,我国生态文明建设、动物保护、实验动物使用3R原则、健康中国等思政元素在培养学生社会主义核心价值观的形成中作用显著;六是加深学生对人体机能基本规律的认知,通过实验实践到理论结合,在提升学生技能操作能力的同时,启发学生积极思考和培养科学思维能力。

不可否认的是,人体机能实验发展中自有不足:例如无法实施有创伤或药物实验,人体疾病模型的病理生理学过程无法获取等。可喜的是,随着虚拟仿真实验教学项目建设的推进、专用的标准化人体机能学实验室、实验仪器、规范、教材等发展逐渐弥补和完善了人体机能实验,相信随着技术、仪器等的发展必然能提高人体机能实验的深度和广度。

总之,以人体为研究对象的机能实验,符合基础医学实验教学的基本规律,也适应动物保护观念的发展,是机能实验教学的发展趋势。

二、人体机能实验的伦理

人体机能实验是医学实践教学的重要内容之一,在人体机能实验中掌握知识和训练技能的同时,有必要在实验中实践和遵守人体实验的医学伦理要求,以培养医学人文情怀,树立良好医德医风,提高对生命伦理的认知与实践。

(一) 人体实验的伦理学意义

人体实验是以人体作为受试对象,采用科学、安全、稳定的实验技术手段,有控制地进行研究。基础医学研究和临床诊断与治疗等均与人体实验密切相关,在应用医学新理论、新技术和新药物之前,从动物实验中验证科学可行性后,都必须再经过人体的临床实验研究,并且在临床应用之后,也必须持续地通过人体实验进行追踪和完善,以改进应用效果。依靠人体实验得出的研究结果治疗了危害健康的诸多疾病,达到了造福人类的目的,符合道德的动机和目的。鉴于人体实验对医学发展的重大意义,在人体实验中实践和严格遵循医学伦理要求,对医学的发展和人类健康起了极大的作用。

(二) 人体实验的伦理学原则

人体实验的实施必须以维护人的利益为前提和出发点。目前世界普遍认同和确立最基本的道德原则遵循《纽伦堡法典》《赫尔辛基宣言》《人体生物医学研究的国际准则》和《关于对人体进行生物医学研究的国际原则建议案》等文件;同时在人体实验中应坚持以下伦理原则:

1. 知情同意原则

即获取受试者完全知情同意权,并在无任何压力和欺骗的情况下进行人体实验。应在告知受试者实验目的、方法流程、预期结果及潜在危险并答疑的基础上,对已知情表示自愿同意者履行相关手续后方可实施。

2. 有利无伤原则

开展实施的人体实验必须以维护受试者利益作为根本原则,不能以任何因由伤害到受试者。

3. 医学目的原则

避免不符合医学目的的人体实验,更要禁止违背人道的人体实验。

4. 对照均衡原则

实验要求分组随机化,对照组和实验组要有齐同性、可比性和足够的数据样本,常用的实验对照法是安慰剂和双盲法。受试者的年龄、身高、体重等各非处理因素应均衡。

(三) 人体机能实验伦理学要求

人体机能实验虽有别于人体实验,但伦理学原则和要求相通。人体机能实验的教学目标是使学生有目的地观察和测量正常人体机能指标,贴合临床实践的提高直观认知和体会。实验方法原则上不涉及有创、药物、疾病诊断及治疗等行为,要求参考成熟、安全、稳定的科学方法,且所用仪器、配件符合国家安全规定。在教学过程中应重视医学伦理学原则知识的理论讲解和实践反思,培养良好的人文精神。

在实施中应遵守以下规则:① 在教师的指导下进行,学生自愿参加;② 实验前仔细检查仪器设备,定期校正检修,详细讲解仪器设备的使用方法;③ 实验目的、流程、注意事项和预期结果等信息的条理清晰化;④ 注意保护隐私,不得以实名、实例作为讲解案例;⑤ 实验中时刻关注学生的身体状况,做好应急预案和措施。

(丁海虎　倪　虹)

实验三十六　人体呼吸运动的描记及影响因素

一、实验目的

(1) 掌握:人体呼吸运动的描记方法。
(2) 熟悉:观察在正常情况下,不同因素对呼吸运动的影响。

二、实验内容

(一) 实验背景

人体呼吸肌的舒缩而造成胸廓有节律地扩大和缩小,使肺与外界环境之间进行气体交换的过程,称为呼吸运动(respiratory movement),包括吸气运动和呼气运动。通过呼吸运动,人体能从大气摄取新陈代谢所需要的 O_2,排出所产生的 CO_2,因此呼吸运动是维持机体新陈代谢和其他功能活动所必需的基本生理过程之一。呼吸运动有胸式呼吸、腹式呼吸和混合式 3 种方式,其活动受到中枢神经系统的自主性和随意性双重控制。呼吸节律起源于延髓,深度和频率可随体内外环境的改变而发生相应变化。

平静呼吸时,吸气运动主要由吸气肌(膈肌和肋间外肌)收缩来完成。吸气时,肋间外肌收缩,肋骨和胸骨向上提,肋骨下缘向外侧偏转,从而增大胸腔的前后径和左右径;膈肌收缩使形似穹隆的中心下移,从而增大腹腔的上下径;最终引起胸廓增大。呼气时,膈肌和肋间外肌舒张,胸廓缩小。运动时,会引起机体能量代谢增加,耗氧增加,呼吸运动加强,呈现用力呼吸,即吸气由吸气肌收缩完成,呼气则除了吸气肌的舒张外还有呼气肌(包括肋间内肌和一些腹部肌肉)主动收缩参与,使得机体能够更多地吸入 O_2,排出 CO_2。因此可通过胸廓的变化来反映呼吸作用的强弱。

(二) 实验方法

1. 实验材料

HPS-100 人体生理实验系统、围带式呼吸换能器、跳绳。

2. 实验对象

人。

3. 实验步骤

实验前准备:提前启动 HPS-100 人体生理实验系统,仪器预运行 20～30 min;将无线人体信号接收器插入任一信号通道,待无线人体信号接收器指示灯常亮,表明识别成功;长按无线人体生理信号采集系统主机电源按钮 2 s,听到"嘀"声后即可松开,此时主机"电量"指示灯亮起,"通信中"指示灯同时规律闪烁表示信号连接通信成功;检测者将围带式换能器接入无线人体生理信号采集处理系统的第 1 通道。受试者全身放松呈坐位,换能器围绕于受试者的胸部呼吸活动最明显的水平位置,传感器放置在身体的前方,如图 5.14 所示。点击软件工具条"开始"按钮,开始记录。

(1) 正常呼吸运动的描记

受试者放松静坐,添加"正常呼吸"标记,记录 1 min 平静状态下的正常呼吸,点击"暂停"按钮停止实验。选择一段正常呼吸波形,计算出平均呼

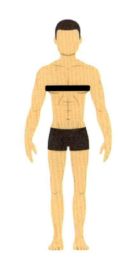

图 5.14　围带式呼吸传感器围绕示意图

频率(breaths per minute,BPM)。

(2) 过度换气对呼吸运动的影响

添加"正常呼吸"标记,先记录 1 min 平静状态下的正常呼吸后暂停实验。令受试者连续做极快和极深的呼吸 20 次后,添加"过度换气"标记,记录 2 min 呼吸波形,点击"暂停"按钮停止实验。选择一段过度换气波形,计算出平均 BPM。

(3) 延髓对呼吸运动的作用

添加"正常呼吸"标记,先记录 1 min 平静状态下的正常呼吸后暂停实验。添加"集中精神"标记,令受试者依次默算以下几道题,并将答案写在草稿纸上:1234 + 4321,3145 + 5413,2456 - 1314,5676 - 4543,记录 2 min 呼吸波形,点击"暂停"按钮停止实验。选择一段集中精神波形,计算出平均 BPM。

(4) 上呼吸道阻力对呼吸运动的影响

添加"正常呼吸"标记,先记录 1 min 平静状态下的正常呼吸后暂停实验。添加"增加上呼吸道阻力"标记,令受试者捏住一侧鼻孔,闭口呼吸,记录 1 min 呼吸波形,点击"暂停"按钮停止实验。选择一段上呼吸道阻力波形,计算出平均 BPM。

(5) 运动对呼吸运动的影响

添加"运动前"标记,先记录 1 min 平静状态下的正常呼吸后暂停实验。断开传感器与生物信号采集系统主机连接后,令受试者原地做跳绳运动(3 min 内 180 次),再次连接仪器,添加"运动后"标记,记录 1 min 呼吸波形,点击"暂停"按钮停止实验。选择一段运动后波形,计算出平均 BPM。

(三) 实验结果

实验结果记录于表 5.12 中。

表 5.12   不同因素对呼吸运动的影响

项 目	平均呼吸频率(BPM)
正常呼吸	
过度换气	
延髓	
上呼吸道阻力	
运动	

(四) 注意事项

(1) 围带式传感带可缠在薄的衣服外,松紧以受试者完全呼气后无空隙为宜。

(2) 记录正常呼吸时,为避免受试者刻意地控制呼吸,可通过看书等方式放松。

(3) 在实验过程中时刻注意呼吸困难或呼吸性酸、碱中毒体征,在保障实验室通气良好时做好应急预案。

(4) 计算 BPM 方法:点击此段波形中任何一点,其呼吸频率即可在数据读出框中显示,鼠标左键点击数据读出框内的数据不放,拖拽到测量结果表格上所对应的位置上去,重复以上步骤,测量完所有波形数据。

三、思考题

(1) 过度换气呼吸的机制是什么?两者有何不同?
(2) 上呼吸道阻力增加前后呼吸频率变化的原因是什么?
(3) 运动前后呼吸如何变化?机制是什么?
(4) 简述人体呼吸运动描记的临床运用。

(丁海虎　倪　虹)

实验三十七　人体动脉血压的测量

一、实验目的

(1) 掌握:人体动脉血压测量的原理和方法;无线人体生理信号采集处理系统测量动脉血压的方法。
(2) 熟悉:学习正确使用柯氏音法测量人体肱动脉血压;观察不同手臂、手臂位置、体位、呼吸及运动对人体动脉血压的影响。

二、实验内容

(一) 实验背景

作为人体重要的生命指征之一,血压(blood pressure,BP)是指血管内流动的血液对单位面积血管壁的侧压力,通常用毫米汞柱(mmHg)作为计量单位。在不同血管内分别被称为动脉血压、毛细血管压和静脉血压,通常所说的血压是指主动脉血压,动脉血压是临床医师评估患者病情轻重和危急程度的重要指标之一。心率(heat rate,HR)代表心动周期的频率,正常人在安静状态下心率平均为 75 次/min。血压、心率与年龄、性别或其他生理因素存在个体差异,并随人体功能状态不同而发生变化,如运动、情绪激动、进食等。

临床诊断时常采用听诊法(Korotkoff 音法,柯氏音法)即采用血压计、听诊器来间接测量人体动脉血压,测量位置通常为上臂的肱动脉。正常情况下,血液在动脉血管内流动时无声音,若流经狭窄处时则形成湍流可发出声音。柯氏音法是由俄国学者 Korotkoff 于 1905 年提出的,该方法测量动脉血压的原理是用袖带在肱动脉外施加压力,而后减压,根据听诊出的血管音变化来测量血压。当给袖带加压时,袖带压(P_0)大于收缩压(systolic blood pressure,SBP)可使动脉血流阻断而无声音;减压过程中当袖带压等于或低于动脉内最高压力时,动脉血流开始恢复流动并形成湍流引起动脉壁振动,听诊出声音并能触及脉搏,随着袖带压力逐渐降低至舒张压(diastolic blood pressure,DBP)水平时,动脉血管完全恢复流动而无声音,如图 5.15 所示。柯氏音法在听诊减压阶段时通常分为 5 期:首次响亮拍击声为第 1 期,所示动脉血压值为 SBP;而后声音减弱并伴柔和杂音为第 2 期;拍击声增强和杂音消失为第 3 期;音调沉闷为第 4 期;最终声音消失为第 5 期,所示动脉血压值为 DBP。

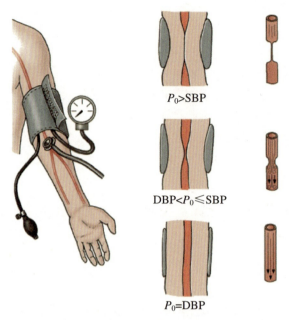

$P_0>$SBP

DBP$<P_0\leqslant$SBP

$P_0=$DBP

图 5.15　柯氏音法测量人体动脉血压原理

　　高血压定义:在未使用降压药物的情况下,非同日 3 次测量诊室血压,SBP≥140 mmHg 和(或)DBP≥90 mmHg。SBP≥140 mmHg 和 DBP<90 mmHg 为单纯收缩期高血压。目前我国采用正常血压、正常高值和高血压进行血压水平分类,见表 5.13。以上分类适用于 18 岁以上任何年龄的成年人。

表 5.13　人体动脉血压水平分类和定义

分　　类	收缩压(mmHg)		舒张压(mmHg)
低血压	<90		<60
正常血压	<120	和	<80
正常高值	120~139	和(或)	80~89
高血压	≥140	和(或)	≥90
1 级高血压(轻度)	140~159	和(或)	90~99
2 级高血压(中度)	160~179	和(或)	100~109
3 级高血压(重度)	≥180	和(或)	≥110
单纯收缩期高血压	≥140	和	<90

(二) 实验方法

1. 实验材料

听诊器、水银血压计、HPS-100 人体生理实验系统、血压传感器、平板床、动感单车。

2. 实验对象

人。

3. 实验步骤

（1）采用水银血压计

水银血压计由袖带、橡皮气囊和检压计3部分组成，使用时打开水银柱根部开关（左掰开关，自动型无此开关），驱净袖带内空气，使测量前血压示数为 0 mmHg。正确佩戴听诊器。

① 受试者静坐至少5 min后，褪去一侧衣袖，露出上臂，上肢置于桌上，前臂伸平，手掌朝上，使上臂中段位置与心脏等高，同时水银槽也与心脏在同一水平。检查者将袖带卷缠在受试者上臂距离肘窝上方2～3 cm处，松紧度以能插入2指为宜。

② 检查者在受试者肘窝内侧触及动脉脉搏后，将听诊器胸件敷贴其表，大拇指轻压固定。

③ 检查者另外一手旋紧气囊螺旋阀门，挤压橡皮气囊向袖带内充气，边充气边听诊，使水银柱上升到桡动脉搏动消失后，继续充气使水银柱继续上升30 mmHg。随即缓慢松开气囊螺旋阀门，以恒定速率（2 mmHg/s）缓慢放气，两眼与水银柱平视同时仔细听诊。当第一次听到"崩崩"样的声音时，水银血压计所示水银柱刻度即代表收缩压。

④ 继续缓慢放气，仔细听诊，可听到发生一系列的变化的声音，先由低变高，而后由高变低钝，最后突然消失，此时，水银血压计所示水银柱刻度即代表舒张压；也可用声音由高变低的瞬间水银柱刻度来代表舒张压。

⑤ 血压结果记录，以收缩压/舒张压 mmHg 表示，例如 110/70 mmHg。在测量血压的同时，应测定脉率（次/min）。

⑥ 观察同一受试者相隔1～2 min后重复测量的血压，取2次读数的平均值记录。如果收缩压或舒张压的2次读数相差5 mmHg以上，应再次测量，取3次读数的平均值记录。

⑦ 观察运动对动脉血压的影响：测量受试者在运动后的即时血压，做不间断快速下蹲运动1 min，男40次/min，女30次/min，观察与正常状态下的血压有何不同。

（2）采用 HPS-100 人体生理实验系统

保持实验环境安静，受试者静坐5 min。检查者做好实验仪器连接准备：提前启动仪器，仪器预运行20～30 min；将无线人体信号接收器插入系统任一信号通道，待无线信号接收器指示灯常亮，表明识别成功；长按无线人体生理信号采集系统主机电源按钮2 s，听到"嘀"声后即可松开，此时主机"电量"指示灯亮起，"通信中"指示灯同时规律闪烁表示信号连接通信成功；将血压传感器与采集主机任意接口相连；待袖带内气体排净后，按照上下方向标识将袖带正确缠在受试者上臂，袖带下端距离肘窝上2～3 cm，松紧度以能够插入2指为宜；运行HPS-100人体生理实验系统软件，选择进入"循环系统"项目中的"影响动脉血压的因素"模块，开始实验；按击血压传感器上的"ON/OFF"按钮，开始测量，如遇紧急情况可再次点击按钮暂停实验。

① 观察不同手臂对动脉血压的影响：受试者坐姿、手臂放置方法同采用水银血压计测量，检查者测量受试者左、右两臂的动脉血压，记录数据并分别添加标记"姓名＋左/右臂"。

② 观察不同手臂位置对动脉血压的影响：受试者仰卧躺于平板床上，保持全身放松。检查者测量受试者手臂平放、手臂垂直上举、手臂垂直向下时的动脉血压，如图5.16所示。记录数据并分别添加标记"姓名＋位置"。

③ 观察不同体位对动脉血压的影响：检查者测量受试者保持站立、下蹲状态时的动脉血压，记录数据并分别添加标记"姓名＋体位"，如图5.17所示。与已观察的坐立、仰卧状态

时动脉血压一并比较。

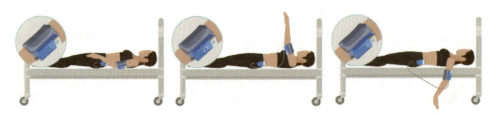

受试者手臂平放测试　　　　受试者手臂垂直上举测试　　　　受试者手臂垂直向下测试

图 5.16　观察不同手臂位置对动脉血压的影响

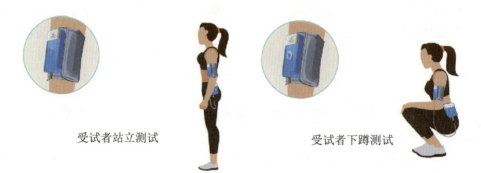

受试者站立测试　　　　　　　　　　受试者下蹲测试

图 5.17　观察不同体位对动脉血压的影响

④ 观察呼吸对动脉血压的影响：检查者测量受试者做平静呼吸、尽力深呼吸运动（中途感觉不适立即停止）持续 1 min 后的动脉血压，记录数据并添加标记"姓名＋呼吸"。

⑤ 观察运动对动脉血压的影响：检查者测量受试者做动感单车骑行 1～2 min（中途不适者应立即停止并休息）后强度达心率≥120 次/min 的即时血压，记录数据并添加标记"姓名＋运动"。

（三）实验结果

实验结果记录于表 5.14 中。

表 5.14　人体动脉血压测量

项　　目	收缩压/舒张压(mmHg)	项　　目	收缩压/舒张压(mmHg)
测量 1		手臂垂直上举	
测量 2		手臂垂直向下	
测量 3		站立	
下蹲运动		下蹲	
左臂		平静呼吸	
右臂		深呼吸	
手臂平放		单车运动	

（四）注意事项

（1）实验室内必须保持安静环境，受试者保持放松平和，以便准确测量。

（2）使用标准规格的袖带（气囊长 22～26 cm、宽 12 cm），肥胖者或臂围大者（>32 cm）应使用大规格气囊袖带。缠绕松紧度适宜。

（3）检查者放气时应缓慢匀速，听诊时应仔细辨别，切勿将胸件塞入袖带内进行听诊。

（4）要求受试者安静休息至少 5 min 后开始测量坐位上臂血压，上臂应置于心脏水平，不同手臂位置、体位之间至少间隔 1～2 min。

（5）水银血压计使用完毕后应向右倾斜 45°并右拧关上水银槽阀门，以免水银溢出，并将袖带平整收入盒内；无线人体生理信号采集系统主机长按电源按钮，听到"滴滴"声后表示电源已关闭。

三、思考题

（1）为什么测量动脉血压时，测量点的位置必须与心脏保持在同一水平位置？当高于心脏位置时血压偏低，而低于心脏位置血压偏高的原因是什么？

（2）为什么平躺后对血压有较大的影响？

（3）深呼吸对血压有何影响？为什么？

（4）运动后血压如何改变？为什么？

（丁海虎　倪　虹）

实验三十八　人体心电图的描记和分析

一、实验目的

（1）掌握：人体全导联心电的记录原理。

（2）熟悉：学习心电图机的使用方法和心电图波形的测量方法；观察和比较运动前后对心电图的影响。

（3）了解：人体正常心电图各波段的波形及其生理意义。

二、实验内容

（一）实验背景

心肌在发生兴奋时，首先出现电位变化。在每个心动周期中，由窦房结产生的兴奋，按一定的途径和时程，依次传向心房和心室，这种电变化通过周围的导电组织和体液传导到身体表面。将引导电极置于体表一定部位所记录出来的心脏电变化的波形称为心电图（electrocardiogram，ECG）。

心电图反映了心脏兴奋时不同区域的电活动的产生、传导和恢复过程，有重要的临床疾病诊断意义。除记录正常人体心脏的电活动外,常用于帮助诊断心律失常、心肌缺血、梗死及部位、心脏扩大肥厚和判断药物或电解质对心脏的影响,辅助人工心脏起搏情况的判断。

(二) 实验方法

1. 实验材料
心电图机、导电糊或 75%酒精棉球、平板床、医用镊子。

2. 实验对象
人。

3. 实验步骤

实验前准备:将接好电源、地线、导联线的心电图机电源长按打开,当听到"滴"声电源指示灯常亮后,预运行5 min。实验室保持安静,受试者摘下佩戴和携带的金属和电子物品后,平复情绪避免波动,暴露出四肢端皮肤,脱鞋后仰卧于平板床,全身肌肉放松,一般头朝向心电图机方向。

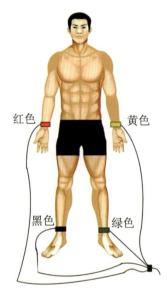

图 5.18　肢体导联线的连接方法

(1) 先用导电糊或 75%酒精棉球在前臂屈侧腕关节、下肢内踝上方处擦拭,再将不同颜色的引导电极线接入相应固定夹,并按颜色固定,注意金属片在四肢端内侧:红色固定于右腕;黄色固定于左腕;绿色固定于左足踝;黑色固定于右足踝,如图 5.18 所示。$C_1 \sim C_6$(对应 $V_1 \sim V_6$)导联线连接胸导联,具体安放方法如图 5.19 所示。

(2) 心电图机调整为"自动"记录模式,待屏幕显示稳定、完整的心电图后,按心电图机"开始/暂定"按钮开始记录,此时心电图纸开始描记。

(3) 心电图纸自动停止后,撕下记录纸,标记个人信息后用于分析。

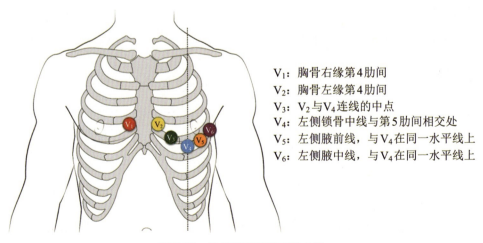

V_1: 胸骨右缘第4肋间
V_2: 胸骨左缘第4肋间
V_3: V_2 与 V_4 连线的中点
V_4: 左侧锁骨中线与第5肋间相交处
V_5: 左侧腋前线,与 V_4 在同一水平线上
V_6: 左侧腋中线,与 V_4 在同一水平线上

图 5.19　胸前导联线的安放方法

(4) 波形辨认和测量:在心电图纸上辨认Ⅱ导联 P 波、QRS 波、T 波、PR 间期、ST 段、

QT 间期,如图 5.20 所示;测量各波、段、间期时程和波幅。横坐标代表时长,一般心电图机自动走纸速度为 25 mm/s,心电图纸横坐标每一小格(1 mm)为 0.04 s,测量两个波间期时,从第一个波起始部内缘测量至第二个波内缘,正向波测量基线下缘、负向波测量基线上缘。纵坐标代表电压大小,心电图纸纵坐标每一小格(1 mm)为 0.1 mV,测量时凡是向上的波形,其波幅应从基线上缘垂直测量至波峰的顶点;凡是向下的波形,其波幅从基线下缘垂直测量至波谷底点。表 5.15 心电图 II 导联各波段生理意义及特征作为参考。

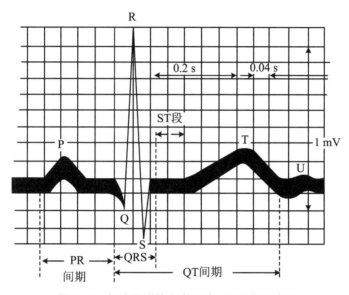

图 5.20　标准导联的心电图波形和间期示意图

表 5.15　心电图 II 导联各波段生理意义及特征

心电图波段	相应心电活动的意义	正常时间	正常电压	形　　态
P 波	两心房兴奋	0.08～0.11 s	＜0.25 mV	直立
PR 间期	房室传导时间	0.12～0.20 s		
QRS 波群	两心室兴奋	0.06～0.10 s	0.5～2.0 mV	
ST 段	心室去极完成	0.05～0.15 s	与基线同	
T 波	两心室复极过程	0.05～0.25 s	0.1～0.8 mV	直立
U 波	不详,可能与复极化有关			应与 T 波一致
QT 间期	心室去极到完全复极的时间	＜0.4 s		

(5) 心率测定:测量相邻两个 P 波或 R 波的时程,按如下公式计算,如遇间隔显著不等时,可取 5 个及以上波段时程,计算单个平均时间。

$$心率(次/min) = \frac{60 \text{ s}}{\text{PP 或 RR 间期时程}}$$

(6) 观察运动后对心电图的影响:测量受试者在运动后的即时、2 min 后、4 min 后心电图,做不间断快速下蹲运动 1 min,男 40 次/min,女 30 次/min,观察与安静状态下的心电图有何不同。

(三) 注意事项

(1) 受试者静卧,全身肌肉放松,平稳呼吸,实验中勿发声或移动。
(2) 电极和皮肤应紧密接触,防止干扰和基线漂移。
(3) 去除身上金属物品和电子产品如手机等,防止干扰。
(4) 服用抗心律失常等药物可影响心电图,此时不宜进行描记。

三、思考题

(1) 正常人体心电图有哪些波段和间期? 各有何生理意义?
(2) 何为窦性心律,其心电图有哪些表现特征?
(3) 心电图描记的临床意义有哪些?

(丁海虎　倪　虹)

实验三十九　ABO 血型鉴定及交叉配血

一、实验目的

(1) 掌握:ABO 血型鉴定的原理和方法。
(2) 熟悉:输血原则;观察红细胞凝集现象。
(3) 了解:交叉配血的基本原理和实验方法。

二、实验内容

(一) 实验背景

　　血型通常是指红细胞膜上特异性抗原的类型。自 1901 年 Landsteiner 发现第一个人类血型系统——ABO 血型系统以来,至今已发现 35 个不同的红细胞血型系统,抗原近 300 个。与临床关系最为密切的是 ABO 血型系统和 Rh 血型系统。在 ABO 血型系统,根据红细胞膜上是否存在 A 抗原和 B 抗原可将血液分为 A、B、AB、O 四种。若将血型不相容的 2 种血液滴加在玻片上并使之混合,则红细胞可凝集成簇,这一现象称为红细胞凝集。ABO 血型鉴定是将受试者的红细胞加入抗 A、抗 B 血型定型试剂(单克隆抗体)中,观察有无凝集现象,从而测知受试者红细胞膜上有无 A 或/和 B 抗原。

　　临床上输血已成为治疗某些疾病、抢救伤员生命和保证一些手术得以顺利进行的重要手段。当给人体输入血型不相容的血液时,在血管内可发生红细胞凝集和溶血反应,甚至危及生命。因此,为了保证输血的安全和提高输血的效果,必须遵守输血的原则。输血前首先必须先鉴定血型,以保证供血者与受血者的 ABO 血型相合。对于生育年龄的妇女和需要反复输血的患者,还必须使供血者与受血者的 Rh 血型相合,特别要注意 Rh 阴性受血者产生抗 Rh 抗体的情况,输血最好坚持同型输血。

　　在 ABO 系统血型相同的人之间进行输血,输血前也必须进行交叉配血实验,交叉配血是指将供血者的红细胞与血清分别同受血者的血清与红细胞混合,观察有无凝集现象。输血时,一般首先考虑供血者的红细胞不被受血者的血清所凝集(交叉配血实验的主侧),其次才考虑受血者的红细胞不被供血者的血清所凝集(交叉配血的次侧)。故主侧和次侧均无凝集,称为配血相合,能够进行输血;如果主侧凝集,称为配血不合,绝对不能输血;如果主侧不凝集,而次侧凝集,只有在紧急情况下才考虑输血,且要求抗体效价不能太高(<1∶200),输血时宜少量(<200 mL)、缓慢,并密切观察有无输血反应。

(二) 实验方法

1. 实验材料

　　双凹玻片、抗 A 血型定型试剂(单克隆抗体)、抗 B 血型定型试剂(单克隆抗体)、一次性采血针、一次性注射器、碘伏、75%酒精棉球、0.9%生理盐水、干棉球、牙签、试管、一次性巴氏滴管、显微镜、油性记号笔、试管架。

2. 实验对象

　　人。

3. 实验步骤

　　(1) 正向定型法(玻片法)

　　① 取干净双凹玻片 1 块,两侧用记号笔标记"A"与"B",分别滴入抗 A、抗 B 血型定型试剂各 1 滴。

　　② 用 75%酒精棉球消毒左手无名指指腹,待风干后用一次性采血针刺破皮肤,弃去首滴血液后,各挤出 1 滴血加入双凹玻片两侧。

　　③ 牙签从中间掰成两段,各取一段将血液、血型定型试剂搅拌混匀。

　　④ 室温下静置数分钟后,肉眼观察是否发生凝集现象,如不可见则须在显微镜下观察。

　　⑤ 根据红细胞凝集现象结果判断血型,如图 5.21 所示,记录实验结果。

　　(2) 交叉配血实验

　　① 碘伏或 75%酒精棉球消毒皮肤后,一次性注射器抽取受血者及供血者静脉血各 2 mL,一次性巴氏滴管各吸取 1 滴血液加入盛有 1 mL 的 0.9%生理盐水试管中,制备 2%红细胞悬液备用,分别标注供血者与受血者。剩余血液分别注入 2 个干净试管中,分别标注供血者与受血者,室温下静置待其凝固析出血清备用。

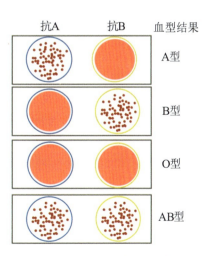

图 5.21　ABO 血型鉴定示意图

　　② 取干净的双凹玻片 1 块,左、右两侧分别标注"主""次",分别代表主侧和次侧。主侧分别滴入供血者 2%红细胞悬液和受血者血清各 1 滴;次侧分别滴入受血者 2%红细胞悬液和供血者血清各 1 滴。

③ 牙签从中间掰成两段，各取一段分别将液体混匀。

④ 数分钟后，观察是否发生凝集，记录实验结果。

(三) 注意事项

（1）一次性采血针、一次性注射器、一次性巴氏滴管必须专用，采血前做好消毒，提防感染。

（2）牙签搅拌混匀时必须专用，不能混淆。

（3）一次性采血针、一次性注射器使用后盖帽处理。

（4）仔细区分凝集现象和红细胞叠连现象，发生凝集时肉眼观察呈朱红色颗粒且液体变得清亮，反之则呈云雾状且略浑浊。

三、思考题

（1）已知甲某为 A 型血型，在无标准血清或血型定型试剂的情况下，能否测出乙某的血型？

（2）什么是输血原则？输血前为什么要进行交叉配血？

（3）ABO 血型鉴定的临床意义是什么？

（丁海虎　倪　虹）

高血压与诊疗

　　高血压不仅是中国患病人数最多的慢性非传染性疾病，也是导致城乡居民心血管疾病死亡最重要的危险因素。1998 年，原卫生部为提高广大群众对高血压危害的认识、动员全社会都来参与高血压预防和控制工作、普及高血压防治知识，决定将每年的 10 月 8 日定为"全国高血压日"，在全国范围内掀起了防治高血压宣传活动的高潮，旨在引起人们对防治高血压的重视。《中国高血压防治指南（2023 年）》（以下简称"指南"）充分结合我国高血压人群的特点以及高血压防控现状，对血压的测量、高血压的诊断性评估、降压策略与目标、降压药物和器械治疗等方面进行了详细推荐，为临床医生提供了更全面、更准确的高血压管理方案，推动我国高血压防治事业的进程。指南要点提出：

　　1. 我国人群高血压流行病学调查显示，患病率总体呈上升趋势。虽然高血压人群知晓率、治疗率和控制率在逐步提升，但与其他国家和地区相比总体仍处于较低水平，分别为 51.6%、45.8% 和 16.8%。除老年高血压患病率升高外，近年来我国中青年高血压的患病率也呈明显上升趋势，且多表现为舒张压增高。与老年高血压相比，中青年高血压在病理生理特点、临床特征、治疗原则等方面都有所差异，需引起重视。高钠低钾膳食、超重和肥胖、吸烟、过量饮酒、社会心理因素、高龄等是我国人群高血压发病的常见重要危险因素。除此之外，空气污染、高海拔、高血压家族史、缺乏体力活动、抗肿瘤治疗以及教育程度低等也会影响高血压的发病。

第五章 机能学实验

2. 常规诊室血压是我国目前诊断高血压、进行血压水平分级以及观察降压疗效的常用方法,自动诊室血压测量系统将有助于诊室血压测量的规范化。应尽可能进行诊室外血压测量(动态血压监测和家庭血压监测),以确诊高血压,评估降压疗效,识别白大衣高血压、隐蔽性高血压与难治性高血压。完全可以依据诊室外血压诊断高血压,强调基于诊室血压与诊室外血压确定高血压表型,并进行分类管理。《中国高血压临床实践指南(2023 年版)》推荐将我国成人高血压的诊断界值由 SBP≥140 mmHg 和/或 DBP≥90 mmHg 下调至 SBP≥130 mmHg 和/或 DBP≥80 mmHg。高血压的本质是心血管综合征,高血压与心血管存在着血压水平与心血管风险呈连续、独立、直接的正相关关系。高血压治疗的根本目标是降低发生心脑肾及血管并发症和死亡的总危险。降压治疗的获益主要来自血压降低本身,在积极改善生活方式、饮食习惯、增加运动、心理平衡、管理睡眠等基础上,需要综合考虑患者的血压水平以及心血管风险,判断何时进行降压药物治疗,同时干预可纠正的危险因素、靶器官损害和并存的临床疾病。

(丁海虎　倪　虹)

第六章 医学微生物学实验

实验四十 细 菌

一、细菌的接种方法

培养基是用人工方法配制而成,适合微生物生长繁殖需要的混合营养基质。细菌的培养基常见类型有液体培养基、固体培养基、半固体培养基3种。适宜的培养基既有利于细菌的分离、纯化、传代及菌种保存,还可用于细菌特性的科学研究等。

(一) 实验目的

(1) 掌握:细菌在常用培养基(液体、固体、半固体)上的接种方法。
(2) 熟悉:细菌接种的基本工具;各种细菌接种方法的主要目的。

(二) 实验内容

平板划线分离接种法:细菌分离培养的常用方法,其目的是将标本中混合的2种或者2种以上的细菌,经过划线分离培养后,不同的细菌可以分散生长,形成单个菌落,从而获得纯种细菌,为进一步对目的菌进行鉴别和研究提供条件。该方法包括连续划线分离法及常用的分区划线分离法。点燃酒精灯,取一支接种环(图 6.1),采用右手执笔式握住接种环(图 6.2),将接种环放置在酒精灯火焰上灼烧,待冷却后,取葡糖球菌或大肠杆菌菌液一环。左手握住普通营养琼脂平板,手掌将平板的底部固定住,手指将平板盖略抬起来,在酒精灯上方 5～6 cm 处,用蘸有菌液的接种环在营养琼脂表面轻轻划线,接种环与平板表面呈 30°夹角,切勿将平板表面划破。按照图 6.3 所示,在 a 区连续划线,然后将平板旋转一定角度,灼烧接种环,待冷却后,将接种环通过 a 区 2～3 次,然后在 b 区连续曲折密而不重地划线。b 区划线结束后不需要再灼烧接种环,同样的方式再划 c 区、d 区。接种完毕,将培养平板倒置放入恒温培养箱内 37 ℃培养 18～24 h。

图 6.1 接种环

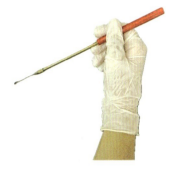

图 6.2　执笔式握法

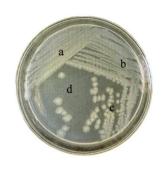

图 6.3　平板分区划线分离细菌培养物

(三) 技术操作

1. 连续划线法

(1) 材料与仪器:葡萄球菌、大肠杆菌的固体培养物(琼脂平板)各 1 份、营养琼脂培养平板、接种环、接种针、酒精灯、油性记号笔。

(2) 操作方法:点燃酒精灯,将接种环灼烧灭菌,按照上面的方法,右手将已取的标本在平板的一端涂布,然后在培养基表面大幅度左右来回、分区划出密而不重叠的连续曲线,将整个培养基涂满后放入恒温培养箱内 37 ℃培养 18～24 h。

2. 斜面接种法

(1) 基本原理:该方法主要用于纯种细菌的移种以及菌种保存等。

(2) 材料与仪器:葡萄球菌、大肠杆菌的固体培养物(斜面)各 1 份、营养琼脂斜面培养基、接种环、酒精灯、记号笔。

(3) 操作与方法:左手握住装有菌种的试管和待接种斜面的培养基试管底端。点燃酒精灯,右手持握接种环在酒精灯火焰上灼烧灭菌。在酒精灯火焰附近进行操作,将灭菌的接种环冷却,从装有菌种的试管里刮取少量细菌,再伸入待接种的琼脂斜面培养基中,接种环先由斜面底部向上划一条直线,然后由底部连续蜿蜒划线,直至涂满试管斜面。整个过程中注意不要划破琼脂,接种环进出试管口时不要触及试管口。接种完毕将接种环灼烧灭菌后放好,将接种好的试管置于恒温培养箱内 37 ℃培养 18～24 h。

3. 液体培养基接种法

(1) 基本原理:该方法用于肉汤、蛋白胨水及糖发酵管等液体培养基的接种。

(2) 材料与仪器:葡萄球菌、大肠杆菌的固体培养物(琼脂平板)各一份、普通液体培养基(牛肉汤或肉膏汤)、接种环、酒精灯、油性记号笔。

(3) 操作方法:点燃酒精灯,右手持接种环置于酒精灯上灼烧灭菌,冷却后从平板上挑取单个菌落,倾斜液体培养管,先在接近液面的试管壁上研磨,并蘸取少量液体与接种环上的菌落混匀(以试管直立后液体淹没培养物为准)。

(4) 注意事项:注意接种时不要在液体里搅拌,以免产生气体。

4. 穿刺接种法

(1) 基本原理:此接种法用于半固体培养基或双糖铁等固体斜面培养基的接种,以便观察细菌动力和生化反应。

(2) 材料与仪器:葡萄球菌、大肠杆菌的固体培养物(琼脂平板)各一份、半固体培养基。

（3）操作方法：点燃酒精灯，将接种针灼烧灭菌，冷却后用接种针从纯培养物上挑取细菌，从半固体培养基的中心垂直向下穿刺接种，直至试管底部上方 5 mm 处，接种后穿刺针沿原路退出，或在双糖铁斜面沿中心穿刺，沿原路退回，并用接种针在斜面上划曲线。后将接种针灼烧灭菌后，放回原处。

（四）思考题

（1）实验中常用的培养基有哪几种？
（2）不同培养基上接种细菌采用哪些接种方法？其主要的用途是什么？
（3）分离细菌常采用的方法是什么？有何注意事项？

二、细菌的形态与结构

细菌是原核生物界的一种单细胞微生物，有广义和狭义两种范畴。广义上是指各类原核细胞型微生物，包括细菌、放线菌、支原体、衣原体、立克次体、螺旋体。狭义上则专指其中数量最大、种类最多，具有典型代表性的细菌。它们形体微小、结构简单，具有细胞壁和原始核质，无核仁和核膜，除核糖体外无其他细胞器。细菌除具有细胞壁、细胞膜、细胞质和核质等基本结构外，也具有荚膜、鞭毛、菌毛、芽孢等特殊结构。细菌的特殊结构需要用特殊的染色方法进行染色后方能在光学显微镜下观察到。

（一）实验目的

（1）掌握：细胞的特殊结构（鞭毛、荚膜和芽孢）的染色方法。
（2）熟悉：在光学显微镜下对细胞的特殊结构（鞭毛、荚膜和芽孢）进行观察。

（二）实验内容

1. 鞭毛（鞭毛染色法）

（1）基本原理：鞭毛是许多细菌（如弧菌和螺菌，约半数的杆菌和个别球菌）在菌体上附有细长并呈波状弯曲的丝状物，少的仅有 1～2 根，多的可达数百根，是细菌的运动器官，一般细菌的鞭毛都非常纤细，其直径为 0.01～0.02 μm，在普通光学显微镜的分辨力限度以外，故需要用特殊的鞭毛染色法才能观察到。鞭毛染色法是借助低渗透原理及媒染剂和染色剂的沉淀作用，使染料堆积在鞭毛上，以加粗鞭毛的直径，同时使鞭毛着色，在普通光学显微镜下能够观察到。

（2）材料和仪器：变形杆菌、鞭毛染色液、接种环、蒸馏水、光学显微镜。

（3）操作方法：将变形杆菌在 1.4% 的软琼脂上传 2 代，形成迁徙生长现象即可。在干净的载玻片上滴加 1 滴蒸馏水，用接种环从迁徙生长边缘挑取少许菌苔，在蒸馏水中轻点几下，使细菌自由扩散（注意不要研磨，以免鞭毛脱落）。将载玻片稍倾斜，使菌液随水滴缓缓流到另一端，然后平放，将载玻片置于 37 ℃温箱内让其自然干燥。待其干燥后，在标本片上加数滴鞭毛染色液，染色 1 min，用细水流缓慢冲洗，自然干燥后镜检（注意不能用吸水纸吸干）。可见变形杆菌菌体周围有细长弯曲的数根丝状物即为鞭毛，菌体和鞭毛均染成红色，菌体着色较鞭毛深。染色时间长则鞭毛粗，否则鞭毛较细。

（4）注意事项：细菌鞭毛染色要求非常小心细致，染色成功的关键主要决定于菌种活化的情况,即要连续移种几次;菌龄要合适,一般在幼龄时鞭毛情况最好,易于染色;要用新鲜的染色液;载玻片要求干净无油污。

2. 荚膜(荚膜染色法)

(1)基本原理:荚膜是包围在细菌外面的一层黏液性物质,用理化方法去除后并不影响菌细胞的生命活动。其主要成分是多糖类,不易被染色,故常用衬托染色法,即将菌体和背景着色,而把不着色且透明的荚膜衬托出来。

(2)材料和仪器:肺炎链球菌、结晶紫染液、硫酸铜水溶液、光学显微镜。

(3)操作方法:

① 制片:提前数日向小白鼠腹腔注射肺炎链球菌菌液 0.2 mL,小鼠死亡后解剖,取腹腔液印片。印片在空气中自然干燥,荚膜很薄易变形,无须加热固定。

② 染色:滴加结晶紫染液数滴,在火焰上微微加热,至染液冒出蒸汽,再用 200 g/L 的硫酸铜水溶液冲洗,切勿用水冲洗。待自然干燥后油镜检查。镜下观察见肺炎链球菌呈矛头状,成双排列,菌体染成紫色,在菌体外围有一层较厚的淡紫色区域,即为荚膜。

3. 芽孢(芽孢染色法)

(1)基本原理:芽孢为某些细菌在一定的环境条件下,在其菌体内部形成的一个圆形或卵圆形小体,是对不良环境具有抗性的休眠体,芽孢染色法是利用细菌的芽孢对染料的亲和力不同的原理,用不同的染料进行着色,使芽孢和菌体呈现不同的颜色,以此区分。芽孢壁厚、透性低,着色、脱色都比较困难,因此可先用弱碱性的染料(如石炭酸复红),在加热条件下进行染色,此时染料不仅可以进入菌体,也可以进入芽孢中。在脱色时,进入菌体的染料会经乙醇脱色,而进入芽孢的染料则难以脱色,此时再用复染液(如碱性美蓝)处理,则菌体会变为复染液的颜色,芽孢则是弱碱性染料(石炭酸复红)的颜色。根据菌体和芽孢的颜色不同,对两者进行区分。

(2)材料和仪器:破伤风梭菌、石炭酸复红、95%乙醇、碱性美蓝、光学显微镜。

(3)操作方法:

① 制片:将破伤风梭菌培养物涂片,自然干燥后,火焰固定。

② 染色:滴加石炭酸复红染液数滴于涂片上,并在火焰上微微加热,使染液冒出蒸汽,持续 5 min,冷却后用细水流缓慢冲洗;用 95%乙醇脱色 2 min,细水流缓慢冲洗;在涂片处滴加碱性美蓝数滴,染色 0.5 min,细水流缓慢冲洗。用吸水纸吸干涂片后,在光学显微镜下观察。镜下观察破伤风梭菌经芽孢染色后,可见菌体被染成蓝色,菌体顶端有呈红色比菌体宽的圆形芽孢,芽孢与菌体相连似鼓槌状。

(4)注意事项:滴加石炭酸复红并加热时应注意在加热过程中勿让标本干涸。

(三) 思考题

(1)细菌的基本结构和特殊结构有哪些?

(2)鞭毛染色的原理是什么?鞭毛的作用是什么?

(3)荚膜染色的原理是什么?

三、不染色标本检查

(一) 实验目的

(1)掌握:细菌不染色标本检查的方法。

（2）熟悉：不染色标本检查的临床应用。

（二）实验内容

不染色标本检查一般用于观察细菌的形态、动力及运动情况，但不能清楚地看到细菌的形态及结构。细菌未染色时无色透明，在显微镜下主要靠细菌的折光率与周围环境的不同来进行观察。在临床上，有时通过不染色标本的动力检查可对某些病原菌做出初步鉴定。常用的方法有压滴法、悬滴法和毛细管法。

（三）技术操作

1. 悬滴法
（1）材料与仪器：普通变性杆菌、金黄色葡萄球菌、凡士林、载玻片、盖玻片、凹玻片、镊子、接种环、普通光学显微镜。

（2）操作方法：取一张洁净的凹玻片，并在玻片凹孔四周涂上凡士林。取一张洁净的盖玻片，用接种环取一环菌悬液放在盖玻片中央。将凹玻片倒扣在盖玻片上，凹孔对准盖玻片中央的液滴盖上。迅速翻转，轻压盖玻片，使其与凹孔边缘的凡士林粘紧、封闭以防水分蒸发。先在低倍镜下找到视野，后转高倍镜下观察。

2. 压滴法
（1）材料与仪器：普通变性杆菌、金黄色葡萄球菌、载玻片、盖玻片、镊子、接种环、普通光学显微镜等。

（2）操作方法：用接种环取一环菌悬液置于洁净玻片的中央。用镊子夹一片盖玻片，先使盖玻片一边接触菌液，然后缓缓放下盖玻片，覆盖菌液。静置数秒钟，先在低倍镜下找到视野，后转高倍镜下观察。

（3）注意事项：因为是不染色标本，背景稍暗更易于观察，因此观察时应下降聚光器，缩小光圈，以减少光亮。

（4）实验结果：有鞭毛的细菌动力阳性，运动活泼，可向不同方向迅速运动，位置移动明显。无鞭毛的细菌动力阴性，不能做真正的运动，但受水分子的撞击而呈分子运动，即在一定的范围内做往复颤动，位置移动不大。

四、细菌涂片制备和革兰染色

（一）实验目的

（1）掌握：细菌涂片制作的方法；细菌的革兰染色的方法。
（2）熟悉：细菌革兰染色的原理。

（二）实验原理

革兰染色法是细菌学中重要的鉴别染色法，根据染色结果的不同，可把细菌分为革兰阳性（G^+）菌和革兰阴性（G^-）菌两种类型。革兰染色的原理有几种学说：

1. 细胞壁学说
除了支原体，几乎所有细菌细胞都有细胞壁结构，它是细菌细胞最外一层坚韧且富有弹性的外衣,并随细菌不同而异。革兰阳性菌的细胞壁结构较致密,肽聚糖含量较高,脂质含量较少,用乙醇脱色时细胞壁脱水,使肽聚糖层的网状结构孔径缩小,透性降低,从而使结晶紫‐碘的复合物不容易被洗脱而保留在细胞内;革兰阴性菌细胞壁结构疏松,肽聚糖含量少,而脂质含量多,当脱色处理时,脂质被乙醇溶解,细胞壁透性增大,使结晶紫‐碘的复合物比较容易被洗脱出来。

2. 等点学说

革兰阳性菌的等电点低,革兰阴性菌的等电点高,在相同 pH 条件下,革兰阳性菌带负电荷比革兰阴性菌多,与带正电荷的结晶紫染料结合较牢固且不容易脱色。

3. 化学学说

革兰阳性菌内含有大量核糖核酸镁盐,可与结晶紫和碘牢固地结合成大分子复合物,不易被乙醇脱色;而革兰阴性菌细胞内含极少量的核糖核酸镁盐,吸附染料量少,形成的复合物,易被乙醇脱色。目前认为细胞壁结构与化学组成上的差异是染色反应不同的主要原因。

(三)实验内容

1. 材料与仪器

大肠埃希菌、金黄色葡萄球菌、革兰染色染液(结晶紫染液,卢戈氏碘液,95%酒精,稀释石炭酸复红染液)、普通光学显微镜、载玻片、接种环、生理盐水、标记笔等。

2. 操作步骤

(1)细菌涂片的制备

① 细菌涂片所用载玻片要求透明、清洁而无油渍,附着性好,如果玻片有油污可先将玻片浸泡在95%的乙醇中,取一张清洁载玻片在火焰上烧去黏附的乙醇,待冷却后做好标记。

② 如果标本为肉汤培养,混匀标本,将接种环烧灼灭菌,冷却后取菌液涂布在载玻片上,涂布直径为1~2 cm,随后将接种环再烧灼灭菌;如果标本为固体培养物,先用灭菌的接种环取1~2环生理盐水涂于载玻片,将接种环烧灼灭菌,冷却后在培养基菌落上蘸取细菌,与载玻片上的生理盐水沿一个方向混合涂抹,菌膜大小应该为1 cm² 左右为宜,随后将接种环再烧灼灭菌。

③ 涂片最好在室温下自然干燥,如果室温较低,或者将标本面向上,置于酒精灯火焰上约16 cm 高处缓慢烘干,切不可放在火焰上烧干。

④ 将干燥后的涂片用片夹夹住,使涂抹面向上并缓慢地通过火焰3次,然后自然冷却。固定既可以杀死细菌,又可以使细菌蛋白质凝固将细菌固定于玻片上,以免染色时脱落。

(2)染色

① 初染:在固定好并冷却了的涂片上滴加结晶紫染液1~2滴,作用1 min 后,用细水流缓慢地从玻片的一端把游离的染液洗去。

② 媒染:滴加卢戈氏碘液数滴,作用1 min 后水洗。碘液是媒染剂,使结晶紫染液与细菌结合得更牢固。

③ 脱色:滴加95%酒精数滴,轻轻晃动玻片,至紫色不再脱去为止(根据涂片厚度需30~60 s),细水流冲洗,甩尽残留水分。

④ 复染:滴加稀释复红染液数滴,作用1 min 后用细水流缓慢冲洗,最后用吸水纸印干标本或者自然干燥。

(3)镜检

在干燥的涂片菌膜上滴加香柏油,用油镜观察。

① 革兰阳性菌被染成紫色。

② 革兰阴性菌被染成红色。

③ 同时可以观察细菌的形态、排列方式和大小等生物学特征。

(4) 注意事项:会影响实验结果的因素较多,主要有以下几项。

① 涂片厚度太薄或者太厚、菌体分散不均匀,可能影响染色结果。

② 乙醇脱色是革兰染色的关键环节。脱色不足,阴性菌会被误认为阳性菌;脱色过度,阳性菌会被误认为阴性菌。因此脱色时间和涂片厚度需要符合标准规范。

③ 细菌菌龄不同,革兰染色结果会有差异,如葡萄球菌幼龄菌会被染成紫色,而老龄菌因衰老死亡则会被染成红色。因此细菌染色时最好使用18~24 h的细菌新鲜培养物。

④ 所有染液应防止水分蒸发而影响浓度,特别是卢戈氏碘液会因为存放时间过长或受光的作用从而失去媒染作用。脱色酒精以95%浓度为宜,若酒精浓度变低会影响其脱色能力。

⑤ 染色过程中勿使染色液干涸。用水冲洗后,应该尽量甩去玻片上的残水,以免染色液被稀释,影响染色结果。

(四) 思考题

(1) 细胞涂片的制备步骤是什么?

(2) 革兰染色的原理是什么?

(3) 革兰染色的步骤分别有哪些?

(4) 影响革兰染色实验结果的因素有哪些?

附　　录

1. 革兰染色液配制

(1) 结晶紫染液:称取结晶紫4~8 g,溶于100 mL 95%乙醇中,配成结晶紫乙醇饱和液。取结晶紫乙醇饱和液20 mL与1%草酸铵水溶液80 mL混匀,过滤后备用。

(2) 卢戈氏碘液:先将碘化钾2 g溶于10 mL蒸馏水中,再加入碘1 g,略加振摇,全部溶解后,再加入蒸馏水至300 mL即可。

2. 95%乙醇溶液

3. 稀释石炭酸复红染液

取碱性复红4 g,溶于95%乙醇100 mL中,配成碱性复红乙醇饱和液。取此饱和液10 mL与50 g/L石炭酸水溶液90 mL混匀,即石炭酸复红液。取此石炭酸复红液10 mL加90 mL蒸馏水混匀便得到稀释的石炭酸复红染液。

五、紫外线对细菌的作用

(一) 实验目的

掌握:紫外线杀菌的基本原理与基本实验操作。

（二）实验原理

　　紫外线是日光中的主要杀菌因素,其中波长为 200～300 nm 的紫外线均具有杀菌作用,其中波长为 265～266 nm 的紫外线最容易被细菌的核酸吸收,从而改变细菌的生物学活性,导致细菌的变性死亡。有人认为被紫外线照射后,可使 DNA 的胸腺嘧啶形成二聚体,从而干扰了 DNA 的复制,发挥杀菌的作用。医学上常用紫外线灯进行空气、物品表面等的消毒。

（三）实验内容

1. 材料和仪器

　　大肠埃希菌营养琼脂培养物、营养琼脂平板、接种环、酒精灯、医用紫外线灯、记号笔等。

2. 操作步骤

　　（1）标记:在平板底部标记实验者姓名、日期、班级、实验室等信息。取菌接种:点燃酒精灯,将接种环灼烧灭菌,待冷却后用灭菌好的接种环取大肠埃希菌培养物,在无菌的普通琼脂平板上密集划线,使细菌均匀密集地涂布于平板表面。

　　（2）紫外线照射:在紫外线灯下,开启平板的一半,距离紫外线灯管 1 m 以内,接受紫外线照射 30 min(图 6.4)。

　　（3）培养:照射好后盖好平板盖,放于 37 ℃培养箱内,培养 24 h,取出观察结果。

　　（4）实验结果:盖子盖住的琼脂表面,可见正常生长的大肠埃希菌菌落。直接暴露在紫外线下的琼脂表面无菌生长或只有少量菌生长,且随着照射时间的延长,杀菌效果会越好,残余的菌落会越少。

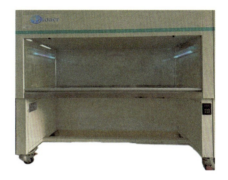

图 6.4　超净工作台中消毒用紫外线灯照射

　　（5）注意事项:① 紫外线的穿透能力较弱,所以紫外线光源与被消毒物体之间不能有任何阻隔,甚至玻璃、纸张也会阻挡紫外线。② 紫外线光源与被消毒物品之间的距离应该在 1 m 以内。③ 消毒时间要足够,一般为 30 min。④ 由于紫外线也可以破坏人体细胞的 DNA,所以实验者不能暴露于紫外线光源下,避免眼睛、皮肤黏膜受损。⑤ 灯管老化可以通过减少照射距离和增加照射时间来弥补。

（四）思考题

　　（1）紫外线杀菌实验的基本原理是什么？
　　（2）紫外线杀菌实验的操作步骤应该注意什么？
　　（3）影响紫外线杀菌实验结果的因素有哪些？

六、细菌的药敏实验

（一）实验目的

　　掌握:细菌药敏实验中标准纸片扩散法的原理、方法、结果的判断与意义。

（二）实验原理

商品化药敏纸片是一种含有一定浓度抗生素的滤纸片,一旦与培养基接触后即可吸收培养基中的水分而使抗生素均匀扩散,形成一种递减的浓度梯度,当培养基上的细菌被这些药物作用后表现出自身特异的敏感性(即在纸片周围的细菌生长抑制而形成透明抑菌圈)或抗性(即在纸片周围的细菌照常生长或抑菌圈很小),根据抑菌圈直径的大小可测定细菌对此药物的敏感程度。抗菌药物纸片周围抑菌圈越大,说明该菌对此药物越敏感。

（三）实验内容

1. 材料和仪器

金黄色葡萄球菌、大肠埃希菌18~24 h斜面培养物、营养琼脂平板培养基、标准药敏纸片庆大霉素(GEN)、青霉素(PEN)、红霉素(ERY)、环丙沙星(CIP)、先锋 V 等,95%乙醇、小镊子、毫米尺、接种环、酒精灯。

2. 操作方法

按照无菌操作技术挑取上述斜面培养基上的菌苔,用密集划线法将细菌涂满整个琼脂平板。在酒精灯火焰旁无菌操作,用无菌镊子夹取含有不同种类抗生素的药敏纸片贴在琼脂平板的表面,并用镊子尖部轻压一下以免纸片脱落。各纸片中心距离应≥24 mm,纸片距平板内缘应≥15 mm。每取一种药敏纸片前,均需先烧灼灭菌镊子,并待其冷却后再夹取新的药敏纸片。将完成上述操作的培养基平板倒置于37 ℃温箱培养18~24 h后观察细菌对药物的敏感程度,并判断细菌的抗药性。用毫米尺测量药物抑菌圈直径大小。按照敏感(S)、中介(I)、耐药(R)(见表6.1),报告细菌对抗菌药物的敏感程度。标准菌株的抑菌圈直径大小(见表6.2)应在预期值范围内,如果超出该范围,应视为失控,须及时寻找原因,重新进行实验。

表 6.1　不同抗菌药物的抑菌敏感性标准

药物名称	含药量(片)	抑菌圈直径(mm) 耐药(R)	抑菌圈直径(mm) 中介(I)	抑菌圈直径(mm) 敏感(S)
AMK	30 μg	≤14	15~16	≥17
CLI	2 μg	≤14	15~20	≥21
GEN	10 μg	≤12	13~14	≥15
OXA	1 μg	≤10	11~12	≥13
PEN	10 U	≤28	—	≥29
AMS	10 μg	≤11	12~14	≥15
AMP	10 μg	≤13	14~16	≥17
PIP	100 μg	≤17	—	≥18
FZN	30 μg	≤14	15~17	≥18
CAZ	30 μg	≤14	15~17	≥18
CIP	5 μg	≤15	16~20	≥21

续表

药物名称	含药量(片)	抑菌圈直径(mm) 耐药(R)	抑菌圈直径(mm) 中介(I)	抑菌圈直径(mm) 敏感(S)
ATM	30 μg	≤15	16~21	≥22
FRX	30 μg	≤14	15~17	≥18
IMP	10 μg	≤13	14~15	≥16
VAN	30 μg	—	—	≥15

表 6.2　标准菌株对不同抗菌药物的抑菌情况

药物名称	含药量(片)	大肠埃希菌 ATCC25922 抑菌圈直径(mm)	金黄色葡萄球菌 ATCC25923 抑菌圈直径(mm)	绿脓杆菌 ATCC27853 抑菌圈直径(mm)
AMK	30 μg	19~26	20~26	18~26
CLI	2 μg	—	24~30	—
GEN	10 μg	19~26	19~27	16~21
OXA	1 μg	—	18~24	—
PEN	10 U	—	26~37	—
AMS	10 μg	20~24	29~37	—
AMP	10 μg	16~22	27~35	—
PIP	100 μg	24~30	—	25~33
FZN	30 μg	29~35	23~29	—
CAZ	30 μg	16~20	25~32	22~29
CIP	5 μg	30~40	22~30	25~33
ATM	30 μg	—	28~36	23~29
FRX	30 μg	20~26	27~35	—
IMP	10 μg	26~32	—	20~28
VAN	30 μg	—	17~21	—

3. 注意事项

药敏纸片的质量、接种菌量、菌龄、实验操作质量、抑菌圈测量工具的精度及质控菌株本身的药敏特性等均能影响实验结果的准确性,而且细菌对抗生素的敏感性又常常发生变异,因此药物敏感实验结果仅供临床上选用药物时参考。

(四) 思考题

(1) 标准纸片扩散法的原理是什么?

(2) 结合药敏实验的结果,谈谈如何指导临床用药?

附　　录

药敏纸片的英文缩写对照：

阿米卡星（AMK），克林霉素（CLI），庆大霉素（GEN），苯唑西林（OXA），青霉素（PEN），氨苄西林/舒巴坦（AMS），氨苄西林（AMP），哌拉西林（PIP），复方新诺明（SXT），头孢唑林（FZN），头孢他啶（CAZ），环丙沙星（CIP），氨曲南（ATM），头孢呋辛（FRX），亚胺培南（IMP），万古霉素（VAN）。

七、葡萄球菌属

（一）实验目的

（1）掌握：葡萄球菌的菌体形态、菌落特点。

（2）熟悉：葡萄球菌的主要鉴定实验。

（二）实验内容

（1）葡萄球菌的菌体形态与菌落形态观察。

（2）葡萄球菌与链球菌的触酶实验。

（3）葡萄球菌血浆凝固酶实验。

（4）金黄色葡萄球菌与表皮葡萄球菌的甘露醇发酵实验。

（三）技术操作

1. 形态观察

将葡萄球菌固体纯培养物涂片，革兰染色（详见细菌涂片制作及染色），显微镜油镜下观察。结果：金黄色葡萄球菌、表皮葡萄球菌的镜下形态基本相同，为革兰阳性、圆形、葡萄串状排列球菌（图6.5）。

2. 菌落特征观察

将金黄色葡萄球菌、表皮葡萄球菌接种在血琼脂平板上，37℃培养箱中孵育18～24 h后观察菌落特征，重点观察菌落的颜色及溶血性。结果：在普通琼脂平板上，金黄色葡萄球菌、表皮葡萄球菌形成中等大小、湿润、表面光滑、圆形凸起、边缘整齐、不透明的菌落，金黄色葡萄球菌常产生金黄色的脂溶性色素，而表皮葡萄球菌产生白色色素；在血琼脂平板上，金黄色葡萄球菌菌落周围出现完全溶血环（β溶血）（图6.6），而表皮葡萄球菌不出现溶血。

3. 触酶实验

（1）基本原理：葡萄球菌产生的触酶（过氧化氢酶）能将 H_2O_2 分解成水和氧气，氧气以气泡的形式从水中溢出。

（2）材料与仪器：葡萄球菌、链球菌培养物、3% H_2O_2 溶液、载玻片、接种环、酒精灯等。

（3）操作方法：用接种环挑取普通琼脂平板上的葡萄球菌菌落或菌苔一环涂于洁净载玻片上，滴加1～2滴 H_2O_2 溶液，即刻观察结果。结果：在半分钟内产生大量气泡者为触酶实验阳性,反之为阴性。本实验通常用于葡萄球菌属与链球菌属的细菌鉴别,前者阳性,后者阴性。

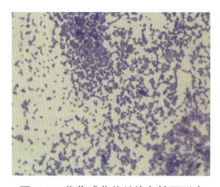

图 6.5　葡萄球菌革兰染色镜下形态

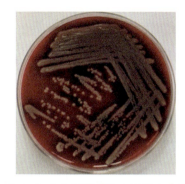

图 6.6　金色葡萄球菌血平板上菌落

4. 血浆凝固酶实验

(1) 基本原理:致病性(金黄色)葡萄球菌能产生结合的和游离的血浆凝固酶。游离的血浆凝固酶可被激活为凝血酶样物质,使血浆中的液态纤维蛋白原转变为固态纤维蛋白,可在试管中使血浆凝固成胶冻状;而结合的血浆凝固酶作为纤维蛋白原受体,能与血浆中的纤维蛋白原交联使菌体快速凝集,可在玻片上形成凝块。

(2) 材料与仪器:金葡菌、表皮葡萄球菌培养物、兔新鲜血浆、玻片、接种环。

(3) 操作方法(玻片法):在 1 张洁净玻片中央加 1 滴生理盐水溶液,用接种环取待检培养物与其混合制成菌悬液,若经 10～20 s 内无自凝现象发生,则加入兔新鲜血浆 1 环,与菌悬液混合,观察结果。结果:5～10 s 内出现凝集颗粒者为阳性,不凝集者为阴性。本实验常用于金黄色葡萄球菌与其他葡萄球菌的鉴定,前者为阳性,后者阴性(图 6.7)。

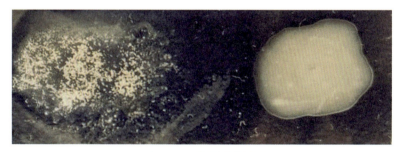

图 6.7　血浆凝固酶实验

左,阳性(金黄色葡萄球菌);右,阴性(表皮葡萄球菌)

5. 甘露醇发酵实验

(1) 基本原理:致病性(金黄色)葡萄球菌多能发酵甘露醇产酸,使培养基中的指示剂溴甲酚紫由紫色变为黄色。

(2) 材料与仪器:金黄色葡萄球菌、表皮葡萄球菌、甘露醇发酵管、电热隔水式恒温培养箱。

(3) 操作方法:将金黄色葡萄球菌及表皮葡萄球菌分别接种于甘露醇发酵管,于 37 ℃ 培养箱中孵育 18～24 h 后观察结果。结果:培养基由紫色变为黄色且呈混浊者为该实验阳性,仍为紫色者为阴性。本实验常用于金黄色葡萄球菌与其他葡萄球菌的鉴定,前者为阳性,后者阴性。

注意事项:① 触酶实验:应选用普通琼脂平板或斜面上的细菌,不宜从血琼脂平板上挑取,因红细胞内含有触酶,易出现假阳性反应;另外,陈旧培养物上的细菌可丢失触酶活性,出现假阴性反应,故应取对数生长期的细菌进行实验,或增加阳性和阴性菌株做对照。② 血浆凝固酶实验:血浆最好使用 EDTA 抗凝,因为用枸橼酸钾抗凝血浆时,有些利用枸橼酸盐的细菌会产生血浆凝固酶,实验出现假阳性。

(四) 思考题

(1) 简要描述葡萄球菌的形态及菌落特征。
(2) 如何鉴定致病性葡萄球菌与弱致病性或非致病性葡萄球菌?

八、链球菌属

(一) 实验目的

(1) 掌握:链球菌属的形态、菌落特点;链球菌属的主要鉴定实验。
(2) 熟悉:抗链球菌溶血素"O"实验。

(二) 实验内容

(1) 观察甲型、乙型溶血性链球菌、肺炎链球菌在光学显微镜下的形态学特征与菌落特征。

(2) 通过胶乳法测定模拟病人血清中 ASO 的含量,辅助诊断该"病人"近期是否感染链球菌或风湿热。

(3) 通过胆汁溶菌实验鉴别草绿色溶血性链球菌中的肺炎链球菌与甲型溶血性链球菌。

(4) 通过菊糖发酵实验鉴别草绿色溶血性链球菌中的肺炎链球菌与甲型溶血性链球菌。

(三) 技术操作

材料与仪器:甲、乙型溶血性链球菌、肺炎链球菌、血琼脂平板培养基、血清肉汤培养基、菊糖发酵管等。革兰染色液、10%去氧胆酸钠溶液、链球菌分群胶乳试剂、ASO 测定试剂盒(链球菌溶血素"O"、ASO 胶乳试剂)、无菌生理盐水、模拟病人血清、胶乳反应板、小镊子、链球菌属革兰染色示教图片。

1. 形态观察

取甲型、乙型溶血性链球菌、肺炎链球菌的固体纯培养物涂片、革兰染色(见细菌涂片制作及染色)、显微镜油镜下观察。结果:甲型、乙型溶血性链球菌的镜下形态基本相同,为革兰阳性球菌,圆形或椭圆形、成双或链状排列(图 6.8),链的长短因菌种和培养基而有差异,一般在液体培养基中易形成长链。肺炎链球菌为矛头状、成双或链状排列的革兰阳性球菌。

2. 菌落特征观察

将甲型、乙型溶血性链球菌、肺炎链球菌接种在血琼脂平板培养基上,37 ℃培养箱中孵育 18～24 h 后观察菌落特征,重点观察菌落的大小及溶血性。结果:链球菌属细菌在血琼脂平板上生长后形成针尖样大小、灰白色、湿润、表面光滑、圆形凸起、边缘整齐、不透明的菌落,不同种细菌可出现不同的溶血表现,乙型溶血性链球菌的菌落周围出现完全溶血环(β溶血),甲型溶血性链球菌及肺炎链球菌的菌落周围表现为不完全溶血(α溶血)。另外肺炎链球菌在培养 2～3 天后,因细菌产生自溶酶而发生菌体自溶,菌落中心出现凹陷呈"脐状"。

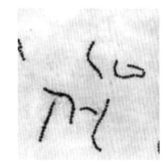

图 6.8 乙型溶血性链球菌的镜下形态

3. 抗链球菌溶血素"O"抗体(ASO)的测定(抗"O"实验)——胶乳法

(1) 基本原理:链球菌溶血素"O"抗原性强,在感染 2～3 周后可刺激机体产生 ASO。高滴度 ASO 的患者血清被适量的溶血素"O"先中和除去血清中正常水平量的 ASO,而剩余的抗"O"抗体则与加入的链球菌溶血素"O"胶乳试剂反应,出现均匀的凝集颗粒。

(2) 材料与仪器:模拟病人血清、生理盐水、胶乳反应板、ASO 试剂等。

(3) 操作方法:先将患者血清 56 ℃灭活 30 min,然后用生理盐水 1∶15 稀释,在反应板各孔中分别滴加稀释血清、阳性和阴性对照血清各 1 滴,再于各孔中滴加 1 滴溶血素"O"溶液并轻摇混匀,最后在各孔中滴加 1 滴胶乳试剂,轻摇 3 min 后观察结果。结果:出现凝集颗粒者为阳性,反之为阴性(一般血清中 ASO≤250 U/mL)。通过测定 ASO 的含量可用于链球菌近期感染或风湿热的辅助诊断。

(4) 注意事项:在抗链球菌溶血素"O"抗体测定的实验中,其检测方法分溶血法和乳胶法,因后者方法简便、快速而被广泛应用。但在实验中,当加入链球菌溶血素"O"乳胶后,轻摇至说明书规定的时间应立即记录结果,超过规定时间才出现凝集者不作为阳性。另外标本发生溶血、高血脂、高胆红素、高胆固醇、类风湿因子或标本被污染都会影响实验结果。若室温低于 10 ℃,应该延长反应时间 1 min,室温每升高 10 ℃应缩短反应时间 1 min。

4. 胆汁溶菌实验

(1) 基本原理:胆汁或胆盐可溶解肺炎链球菌,可能是由于胆汁降低细胞膜表面的张力使细胞膜破损或使菌体裂解;或者是由于胆汁活化了肺炎链球菌的自溶酶,促进细菌发生自溶。

(2) 材料与仪器:草绿色溶血性链球菌、10%去氧胆酸钠溶液、生理盐水、无菌小试管。

(3) 操作方法:

① 平板法。取 10%去氧胆酸钠溶液 1 滴,滴加于待测菌(草绿色溶血性链球菌)的菌落上,置 35 ℃孵育 30 min 后观察结果。

② 试管法。取待检细菌液体培养物 1.8 mL,平均分配到 2 支无菌小试管中,然后分别加入 10%去氧胆酸钠溶液和生理盐水(对照管)0.1 mL,摇匀后置 35 ℃水浴中孵育 30 min,观察结果。

结果:平板法以菌落消失判定为阳性;试管法以加胆盐的培养物由混浊变透明,而对照管仍混浊判定为阳性,反之均为阴性。本实验主要用于草绿色溶血性链球菌中的肺炎链球菌与甲型溶血性链球菌的鉴别,前者为阳性,后者为阴性。

5. 菊糖发酵实验

(1) 基本原理:肺炎链球菌能发酵菊糖产酸,导致培养基 pH 降低,使培养基中酸碱指示剂溴甲酚紫颜色发生改变。

（2）材料与仪器：肺炎链球菌、甲型溶血性链球菌、菊糖发酵管、接种针、酒精灯。

（3）操作方法：将待检细菌接种于菊糖发酵管中，37 ℃孵育 18～24 h 观察结果。结果：培养基由紫色变为黄色为阳性，不变色为阴性。本实验主要用于草绿色溶血性链球菌中的肺炎链球菌与甲型溶血性链球菌的鉴别，前者为阳性，后者为阴性。

（四）思考题

（1）链球菌属的菌体形态及菌落有哪些特点？

（2）ASO 实验的抗体测定对临床诊断有何意义？

九、奈瑟菌属

（一）实验目的

（1）掌握：脑膜炎奈瑟菌和淋病奈瑟菌的形态和培养特性。

（2）熟悉：脑膜炎奈瑟菌和淋病奈瑟菌的鉴别要点。

（二）实验内容

（1）脑膜炎奈瑟菌、淋病奈瑟菌的形态学特征和菌落特征的观察。

（2）氧化酶实验。

（3）三糖发酵实验。

（三）技术操作

材料与仪器：脑膜炎奈瑟菌、淋病奈瑟菌、巧克力色血平板培养基、葡萄糖、麦芽糖、蔗糖发酵管等、革兰染色液、氧化酶试剂。其他：滤纸片、载玻片、脑膜炎奈瑟菌、淋病奈瑟菌革兰染色示教图片。

1. 形态观察

取脑膜炎奈瑟菌、淋病奈瑟菌的固体纯培养物涂片，革兰染色（见细菌涂片制作及染色）、显微镜油镜下观察。结果：脑膜炎奈瑟菌、淋病奈瑟菌的镜下形态相似，为革兰阴性球菌，肾形或豆形、成双排列。如为患者脑脊液或泌尿道脓液标本直接涂片，可见细菌多位于中性粒细胞内，形态典型（图 6.9），有助于对该菌的鉴定。

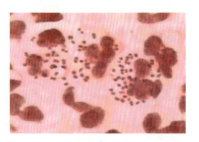

图 6.9　奈瑟菌的革兰染色镜下形态

2. 菌落特征观察

将脑膜炎奈瑟菌、淋病奈瑟菌的菌种分别接种在巧克力色血平板培养基，于 37 ℃、5% CO_2 培养箱中培养 18～24 h 后观察菌落特征。结果：脑膜炎奈瑟菌、淋病奈瑟菌在巧克力色血平板培养基上菌落为圆形凸起、光滑湿润、透明、边缘整齐、大小为 1～2 mm，似露滴状的菌落。

3. 氧化酶实验

(1) 基本原理:氧化酶(细胞色素氧化酶)是细胞色素呼吸酶系统的最终呼吸酶。具有氧化酶的细菌,首先使细胞色素 C 氧化,再由氧化型细胞色素 C 使对苯二胺氧化,生成有色的醌类化合物。

(2) 材料与仪器:待检细菌、1%的盐酸二甲基对苯胺溶液。

(3) 操作方法:取白色洁净滤纸片蘸取待检细菌菌落,滴加 1%的盐酸二甲基对苯二胺溶液 1 滴,并立即观察结果。阳性者呈现红色,并逐渐加深为紫红色(如用 1%的盐酸四甲基对苯二胺溶液,阳性则呈现蓝紫色),阴性者不变色。氧化酶实验阳性主要见于奈瑟菌属、弧菌科及非发酵性细菌。

4. 三糖(葡萄糖、麦芽糖、蔗糖)发酵实验

(1) 基本原理:脑膜炎奈瑟菌可分解葡萄糖和麦芽糖,淋病奈瑟菌只分解葡萄糖,均不发酵蔗糖。分解糖后产酸会使发酵管内 pH 下降,致使发酵管内的指示剂溴甲酚紫发生颜色变化。

(2) 材料与仪器:脑膜炎奈瑟菌、淋病奈瑟菌、葡萄糖发酵管、麦芽糖发酵管、蔗糖发酵管。

(3) 操作方法:将脑膜炎奈瑟菌、淋病奈瑟菌分别接种葡萄糖、麦芽糖、蔗糖的发酵管,37 ℃培养 18～24 h 后观察结果。结果:培养基变黄为阳性,不变色(紫色)为阴性。脑膜炎奈瑟菌的葡萄糖和麦芽糖发酵实验阳性,淋病奈瑟菌的葡萄糖发酵实验阳性,淋病奈瑟菌不发酵麦芽糖。

(4) 注意事项:① 脑膜炎奈瑟菌和淋病奈瑟菌对外界抵抗力弱,采集标本后应立即送检,并注意保温,最好在床边接种。② 淋病奈瑟菌和脑膜炎奈瑟菌在 24 h 后均可出现自溶,应该及时观察结果并及时转种。

(四) 思考题

奈瑟菌属的菌体形态及菌落有哪些特点?

十、白喉棒状杆菌

白喉棒状杆菌俗称白喉杆菌,是白喉的病原体,属于棒状杆菌属。棒状杆菌属的细菌因其菌体一端或两端膨大呈棒状而得名。白喉是一种以往常见的急性呼吸道传染病,多见于小孩,患者咽喉部出现灰白色的假膜为其病理学特征。该菌能产生强烈外毒素,进入血液可引起全身中毒症状而致病。

(一) 实验目的

(1) 掌握:白喉棒状杆菌的形态染色特性、常用染色方法、培养特性及菌落特点。

(2) 熟悉:白喉棒状杆菌鉴定实验和测定白喉毒素常用的方法;白喉棒状杆菌与类白喉棒状杆菌的鉴别要点。

(二) 实验内容

(1) 白喉棒状杆菌的形态学特征观察。

（2）白喉棒状杆菌的血平板和亚碲酸钾血平板、吕氏血清斜面菌落特征。

（三）技术操作

材料与仪器：白喉棒状杆菌及类白喉棒状杆菌的培养物、吕氏血清斜面、血琼脂平板、亚碲酸钾血琼脂培养基、Elek 平板、革兰染色液、Albert 染色液、白喉抗毒素（DAT）等。

1. 形态观察

将白喉杆菌固体纯培养物涂片、革兰染色（见细菌涂片制作及染色）、显微镜油镜下观察。结果：典型的白喉棒状杆菌染成革兰阳性，着色不均匀，菌体细长微弯曲，一端或两端膨大呈棒状，同一菌体可染成紫红相间的不同颜色；细菌常以锐角角度成簇状聚集而呈 X、Y、W、N、M 等字母形或成栅栏状排列（图 6.10）。无芽孢、无荚膜，与医学有关的种无动力。用模拟白喉咽拭子标本或吕氏血清斜面培养物涂片，干燥、固定、滴加 Albert 染色液甲液染色 3～5 min，水洗，乙液染色 1 min，水洗，吸水纸印干，显微镜油镜下观察（参见细菌涂片制作及染色）。结果：Albert 染色后白喉棒状杆菌菌体呈蓝绿色，在菌体一端或两端或中央有显著的染色较深的颗粒，数量不定，即为异染颗粒（较菌体粗大），呈蓝黑色（图 6.11）。

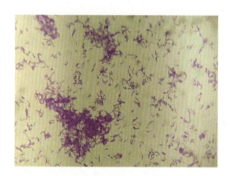

图 6.10　白喉棒状杆菌革兰染色镜下形态

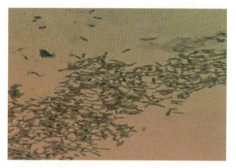

图 6.11　白喉杆菌棒状 Albert 染色镜下形态

2. 菌落特征观察

将白喉棒状杆菌分别接种于血平板、亚碲酸钾血琼脂平板、吕氏血清斜面或凝固鸡蛋清斜面，置 35 ℃温箱孵育或 5%～10% CO_2 中孵 18～24 h。观察实验结果血琼脂平板：其在血平板上菌落根据生物型的不同而不同，中间型菌株为小、灰色、半透明菌落；轻型与重型菌株为中等大小、白色、不透明菌落；轻型菌株的菌落有狭窄溶血环，重型和中间型无溶血现象。亚碲酸钾血琼脂平板：白喉棒状杆菌在此培养基上将亚碲酸钾还原成碲元素从而形成黑色或灰黑色菌落。吕氏血清斜面：可长出细小灰白色、有光泽的圆形菌落或形成菌苔。液体培养基中：表面生长形成菌膜，同时有颗粒沉淀。

3. 琼脂平板毒力实验（又称 Elek 平板毒力实验）

（1）基本原理：白喉抗毒素与白喉毒素在琼脂中扩散，在一定部位相遇发生特异性结合，形成肉眼可见的沉淀反应。

（2）材料与仪器：Elek 琼脂、无菌小牛血清、浸有 1000 U/mL 白喉抗毒素的无菌滤纸条、无菌平皿。

（3）操作方法：将 Elek 琼脂加热融化，冷至 50～55 ℃，加入 2 mL 无菌小牛血清或兔血清（经 60 ℃ 30 min 灭活），混匀后倾注于无菌平皿中，在琼脂尚未完全凝固前，将已浸有 1000 U/mL 白喉抗毒素的无菌滤纸条（60 mm×10 mm）置于平板中央，平板置于 35 ℃ 孵育箱烘干表面水分,将待检菌从滤纸条边缘垂直划线接种至平皿壁,划线宽为 6～7 mm,同时平行于待检菌两侧划线接种标准产毒菌株,做阳性对照,纸条两侧可分别接种 3～4 个菌株,各菌株间相距 10 mm。将平板置于 35 ℃孵育 24 h,48 h 及 72 h,观察结果。结果:经 35 ℃孵育 24～48 h,若菌苔两侧出现斜向外侧延伸的乳白色沉淀线,并与邻近的标准产毒株产生的沉淀线相吻合,可诊断为产毒株。无毒株经 72 h 不出现沉淀线。

(四) 思考题

(1) 对白喉杆菌如何取材进行微生物学检查并明确诊断?
(2) 如何证明分离出来的细菌具有毒力?

十一、结核分枝杆菌

分枝杆菌是一类细长略弯曲的杆菌,因繁殖时有分枝生长的趋势而得名。此菌细胞壁中含有大量的脂质,故难以用一般染料染色,需用助染剂并加温使之着色,着色后能抵抗盐酸酒精的脱色,故又称抗酸杆菌。致病菌主要有结核分枝杆菌及麻风分枝杆菌。

(一) 实验目的

(1) 掌握:结核分枝杆菌的形态及染色特点。
(2) 熟悉:结核分枝杆菌的培养方法及菌落特征;抗酸染色法。
(3) 了解:分枝杆菌的鉴定方法。

(二) 实验内容

(1) 结核分枝杆菌的抗酸染色。
(2) 结核分枝杆菌培养物观察。

(三) 技术操作

1. 抗酸染色法

用接种环挑取灭菌的模拟肺结核病人痰标本中脓性或干酪样部分约 0.01 mL,于载玻片中央均匀涂抹成 2.0 cm×2.5 cm 大小均匀的薄涂片;也可待自然干燥后再涂抹一层,制成厚膜涂片。自然干燥,火焰固定。初染:将已固定涂片平放于染色架或用染色夹子夹住,滴加饱和石炭酸复红染液数滴使其覆盖痰膜,并于载玻片下方以微火加热至出现蒸汽(勿煮沸或煮干),持续 5 min,冷却,水洗;脱色:加 3%盐酸酒精脱色至无红色染液脱下为止(勿超过 10 min),水洗;复染:加吕氏美蓝染液复染,直接涂片标本染 30 s,集菌涂片标本染 1～3 min,水洗,待干后镜检。结果:油镜下观察,在淡蓝色背景下有红色细长或略带弯曲的杆菌,有分枝生长趋势,为抗酸染色阳性菌。其他细菌和细胞呈蓝色。直接涂片标本中常见菌体单独存在,偶见团聚成堆者(图 6.12)。若在痰、脑脊液或胸、腹水中查见抗酸菌,其诊断意义较大。

2. 培养特性观察

结核分枝杆菌接种于改良罗琴培养基培养 2～4 周可见菌落,菌落呈乳白色或米黄色,不透明,呈颗粒状、结节状或花菜状(图 6.13)。

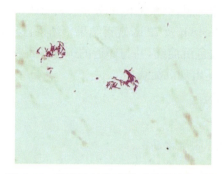

图 6.12　结核分枝杆菌抗酸染色镜下形态

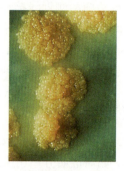

图 6.13　结核分枝杆菌在罗琴
　　　　培养基上的菌落

3．注意事项

(1) 抗酸染色加热时,应注意随时补充染液,以防干涸,勿使染液煮沸或煮干。

(2) 染色完毕,可用吸水纸吸干载玻片上的水分,但用过的吸水纸上可能沾有染色的结核分枝杆菌,故不宜再用于吸干第二份标本,以免发生错误诊断。

(3) 接种标本于罗氏斜面培养基后,应反复倾斜培养基,使标本均匀分布于培养基表面。

(4) 为防止结核分枝杆菌引起医源性传播,所有涉及病人标本的涂片、接种、生化实验等操作均应在生物安全柜中进行;接种环用后应先放入沸水中灭菌 1 min,再于火焰中烧灼,不可直接在火焰上灼烧,以防止环上菌液形成气溶胶造成空气、环境污染。

(5) 培养前处理痰标本时,不可随意提高试剂的浓度或延长处理时间,以防止杀伤大多数结核分枝杆菌。结核是法定的乙类传染病,从痰液中分离和鉴定出结核分枝杆菌,应按有关规定报告相关部门。

(四) 思考题

(1) 简要描述结核分枝杆菌的形态特征及其在罗氏培养基上的菌落特点。

(2) 如何鉴定结核分枝杆菌?

(黄诗雅　陈登宇)

实验四十一　真　　菌

真菌是一种真核细胞型微生物,有典型的细胞核和完整的细胞器,广泛分布于自然界,种类繁多,有 10 余万种,能引起人类疾病的有 300 余种。真菌比细菌大几倍至几十倍,其细胞结构比细菌复杂,真菌的细胞壁不含肽聚糖,主要由多糖(75%)和蛋白质(25%)组成。按形态分为单细胞和多细胞真菌两类,单细胞真菌主要为酵母和类酵母菌(如隐球菌、念珠菌),呈圆形或椭圆形;多细胞真菌由孢子和菌丝组成,菌丝分枝交织成团形成菌丝体,并长有孢子,称丝状菌,俗称霉菌。

一、单细胞真菌的形态观察

（一）实验目的

掌握：单细胞真菌的形态特点。

（二）实验内容

白色念珠菌革兰染色和光学显微镜下的形态学观察。

（三）技术操作

沙氏培养基上取白色念珠菌进行革兰染色（见细菌涂片制作及染色）。结果：镜下观察可见革兰阳性的圆形、椭圆形菌体，着色不均匀，比葡萄球菌大5～6倍，并见芽生孢子或可能观察到的假菌丝，出芽细胞呈卵圆形，如图6.14所示。

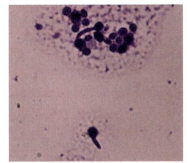

图6.14　白色念珠菌的革兰染色镜检

（四）思考题

（1）单细胞真菌的形态学特点是什么？
（2）革兰染色的步骤有哪些？

二、多细胞真菌的形态观察

（一）实验目的

掌握：多细胞真菌的菌丝、孢子的形态学特点。

（二）实验内容

（1）有隔菌丝（丝毛癣菌）示教片、无隔菌丝（毛真菌）示教片。
（2）关节孢子（许兰毛癣菌）、大分子孢子（石膏样小孢子菌或絮状表皮癣菌）、小分生孢子（须毛癣菌）示教片。
（3）多细胞真菌的棉兰染色，多细胞真菌菌丝、孢子等的形态学观察。

（三）技术操作

1. 有隔菌丝（丝毛癣菌）

（1）材料与仪器：丝毛癣菌、棉签棒、透明胶带、载玻片、棉兰染液、75%酒精、光学显微镜。

（2）操作方法：用棉签粘取一段透明胶带，呈旗帜状。取载玻片一张，使用透明胶带有胶一面从培养基上粘取菌落，转移胶带于载玻片上。注意粘有菌的一面朝上。滴加75%酒精1～2滴于棉棒上，使棉棒与胶带脱离，多余的酒精可以使用棉棒吸走。在胶带上滴加1滴棉兰染液。取一张洁净的盖玻片,覆盖于透明胶带上,动作轻柔,避免产生气泡。镜下观察记录。结果:镜下观察发现真菌细胞间有明显间隔。

2. 无隔菌丝(毛真菌)

(1)材料与仪器:毛真菌、棉签棒、透明胶带、载玻片、棉兰染液、75%酒精、光学显微镜。

(2)操作方法:培养基上取毛真菌进行棉兰染色(见有隔菌丝棉兰染色操作步骤),镜下观察未发现真菌细胞间有明显分隔,多为非致病性真菌。

3. 大分生孢子

(1)材料与仪器:石膏样小孢子菌、棉兰染液、光学显微镜等。

(2)操作方法:在沙氏培养基上取石膏样小孢子菌或絮状表皮癣菌等进行棉兰染色。镜下观察发现多细胞孢子,常为梭形或棍形,多数具有数个横隔,每个横隔为一个细胞。

4. 小分生孢子

(1)材料与仪器:申克孢子丝菌、棉兰染液、光学显微镜等。

(2)操作方法:沙保培养基上取申克孢子丝菌进行棉兰染色。镜下观察见单细胞孢子,常直接或由小侧枝连接而生长于菌丝的侧面,呈葡萄状或圆形,常见于须毛菌或孢子丝菌。

(四) 思考题

(1)真菌的基本结构是什么?

(2)真菌菌丝的形态学特点有哪些?

(3)真菌的孢子有哪几种类型?

(4)大分子孢子和小分子孢子的区别是什么?

三、真菌菌落观察

真菌能分泌多种酶使有机物降解成可溶性营养成分,吸收至细胞内进行新陈代谢。大多数真菌对营养的要求不高,在常用的沙氏培养基上生长良好,培养基温度为37 ℃(酵母型和类酵母型)或25～28 ℃(丝状真菌),多数病原性真菌生长缓慢,培养1～4周才出现典型菌落。真菌菌落一般有3种类型:酵母型菌落,类酵母型菌落和丝状菌落。

(一) 实验目的

(1)掌握:真菌菌落的特征,比较与细菌有什么不同。

(2)熟悉:真菌培养方法及真菌的无菌操作技术。

(二) 实验内容

真菌菌落的形态学观察。

(三) 技术操作

1. 大培养法

该方法主要用于观察真菌菌落的形态。

(1)材料与仪器:皮屑、甲屑或断发、灭菌生理盐水、75%酒精、沙保弱斜面培养基、接种针、牛皮纸、隔水式恒温培养箱等。

（2）操作方法:将标本(如皮屑、甲屑或断发)用75%酒精浸泡数分钟,杀死表面杂菌,以灭菌生理盐水洗涤。按无菌操作法用接种针将标本接种在含青霉素、链霉素的沙保弱斜面培养基上,每支斜面接种数块毛发或皮屑,每种标本接种2～3支。试管口加上塞子,用牛皮纸包好,放置25 ℃培养箱培养48～72 h。结果:可出现3种类型菌落。① 酵母型菌落:在沙氏培养基上,其菌落为圆形、较大、白色、边缘整齐、表面光滑湿润,无菌丝长入培养基内,外观与表皮葡萄球菌落相似,但较细菌菌落偏大。② 类酵母型菌落:白色念珠菌在沙氏培养基上,菌落呈灰白色,可有与酵母型真菌相似的菌落,不同的是它有假菌丝长,如培养基内呈树枝状。③ 丝状菌落:各种皮肤丝状真菌在沙氏培养基上生长的菌落大部分有气中菌丝,呈絮毛状、粉末状、棉絮状等,故称为丝状菌落,此外还有营养菌丝长入培养基内(图6.15)。例如,红色毛菌的菌落表面呈白色棉絮样转为粉末状,背面呈紫红色;石膏样小孢子菌的菌落呈浅黄色或棕黄色毛状及粉末状。

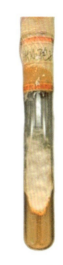

图6.15　丝状真菌在沙保弱斜面培养基上丝状菌落

2. 小培养法

（1）小块琼脂玻片培养法:用无菌操作法将制好的待用琼脂平板,用无菌接种针或接种环切成大约1 cm² 的方块,将其放置于灭菌的载玻片上。将标本或待检菌接种于琼脂块四周边缘靠上方部位,然后用无菌镊子取一块无菌的盖玻片盖在琼脂上。在无菌平皿内放入少量无菌水和一个无菌"U"形(或"V"形)玻璃棒,将此载玻片置于玻璃棒上,盖上平皿盖,放置25 ℃温箱培养48～72 h。

（2）钢环法:用无菌镊子取无菌小培养钢环,环的两面分别蘸取熔化的固体石蜡,平置于无菌载玻片上,另取一无菌盖玻片,在酒精灯火焰上加热后覆盖于钢环上,待冷却后,小培养钢圈即被固定于载玻片与盖玻片之间。用毛细滴管吸取融化的培养基,从钢环上端孔注入,注入量占容积的1/2即可。培养基冷却凝固后,用接种针挑取材料,由上端孔接种于环内培养基上。置于湿盒内,室温或25 ℃下培养48～72 h。结果:培养2～3天后,逐日观察,镜下可连续看到真菌的生长过程以及菌丝、孢子等特征,一般7天左右即可形成典型的菌落。3周不生长者可报告阴性。如长出菌落,应逐日观察菌落形态及颜色变化,并挑取菌丝置于载玻片上,镜检,观察菌丝及孢子特点。本实验观察真菌的3类菌落:酵母型菌落、类酵母型菌落及丝状菌落。

（3）注意事项:① 观察菌落形态时应注意菌落性质是酵母菌还是霉菌。② 菌落大小:一般病原性真菌菌落小,而条件致病性真菌菌落大。③ 菌落颜色:一般病原性真菌颜色淡,污染真菌颜色深。④ 致病性真菌菌落下沉,污染性真菌菌落不下沉;致病性真菌有时使培养基开裂,但污染霉菌段很少引起培养基开裂。⑤ 接种临床新鲜标本可先加1～2滴75%的酒精浸泡晾干后再接种于含12.5%氯霉素的沙氏培养基上。

（四）思考题

（1）真菌培养与细菌培养有什么区别?

(2) 真菌菌落的特点是什么？

真菌学专家邓叔群的故事

　　邓叔群,福建福州人,真菌学家,中国科学院微生物研究所研究员。早年赴美留学,回国后,邓叔群致力于教学和科研工作,在真菌学和植物病理学方面有着深入的研究。他发现了许多新的真菌种类和属,这些成果被国际学术界广泛认可,并被列入英国真菌研究所编写的《真菌学字典》。邓叔群还关注林业生产实践,他在中国西南地区和甘肃省的林区进行了详细的调查研究,提出了科学的营林育林方法,并制定出了一整套保证森林更新量、营造量大于采伐量的科学经营管理制度。此外,邓叔群对蘑菇的识别、食用菌的营养价值以及毒蘑菇的类型、中毒症状和解毒方法也有深入的研究,为黏菌和真菌分类以及植物病理学和森林学研究做出了重要贡献。邓叔群的一生都在为科学事业奋斗,他的学术成就和贡献不仅在国内得到了广泛的认可,也在国际学术界产生了深远的影响。他的故事和精神激励着后辈们,是我们学习的榜样。邓叔群身上的爱国情怀、奉献精神、全心全意为人民服务的理念,以及严谨的科学态度和勇于创新的精神等都是医学生应该学习的品质。这些品质将有助于医学生在未来的学习和工作中更好地为患者服务,并为祖国的医疗卫生事业做出贡献。

(黄诗雅　陈登宇)

实验四十二　病　　毒

　　病毒(virus)是一类体积微小、结构简单的非细胞型微生物,其形态极其微小,只有在电子显微镜下才能观察到;其化学组成简单,主要是核酸和蛋白质,只含有一种核酸、DNA 或 RNA;病毒没有细胞结构,仅为核酸包于蛋白质外壳中的病毒粒子;缺乏独立代谢能力;繁殖方式独特,只能在活细胞内利用宿主细胞的细胞器,通过核酸复制和蛋白质合成,然后再以装配的方式进行繁殖;病毒具有双重存在形式,时而在活细胞内进行寄生,时而在细胞外以大分子颗粒状态病毒体的形式存在;病毒对抗生素不敏感。病毒性疾病在人类疾病中占有十分重要的地位。

一、病毒的形态观察

　　病毒的形态多种多样,多数病毒呈球状或近似球状、杆状,少数可为子弹状、砖块状,噬菌体可呈蝌蚪状。病毒的内部为核酸,构成病毒的基因组,是决定病毒遗传、变异的物质。核酸外包有蛋白衣壳,不仅起保护病毒核酸的作用,还能介导病毒进入宿主细胞并具有抗原性,衣壳由一定数量的壳粒组成。在宿主细胞中,出芽释放的病毒有包膜。

(一) 实验目的

(1) 掌握:病毒的形态学检查方法。
(2) 熟悉:常见的病毒包涵体。

（3）了解：病毒包涵体检查的临床意义。

（二）实验内容

1. 狂犬病病毒、麻疹病毒包涵体的示教

狂犬病病毒在易感动物或人的中枢神经细胞胞质内中增殖时形成的圆形或椭圆形的嗜酸性包涵体，即内基小体（negri body）。经苏木精-伊红染色，光学显微镜下观察，神经细胞呈三角形，细胞核呈蓝色，细胞质呈淡红色，包涵体被染成鲜红色，呈圆形或椭圆形。

2. 流感病毒、冠状病毒、狂犬病病毒（电镜照片）电镜下形态

流感病毒一般为球形，直径为 80～120 nm，初次从患者体内分离出的病毒有时呈丝状或杆状；冠状病毒由于病毒包膜表面广泛伸出花瓣状突起，病毒颗粒的外形如日冕或冠状；狂犬病毒外形呈子弹状，长为 100～300 nm，直径为 60～85 nm。

（三）思考题

（1）病毒的形态学检验方法是什么？
（2）狂犬病病毒包涵体和麻疹病毒包涵体在临床上的诊断意义是什么？

用生命谱写美丽赞歌

有这样一位伟大的人，他将自己的人生概括为"一辈子只做一件事"，他就是中国医学科学院北京协和医学院原院长顾方舟。他所研制的脊髓灰质炎糖丸活疫苗，在 2000 年让中国实现了无脊髓灰质炎，让千万儿童远离小儿麻痹症。顾方舟出生于上海，早年便展现出对医学的浓厚兴趣和过人的才华。他先后在北京大学医学院和前苏联医学科学院深造，专攻病毒学。1957 年，刚回国的顾方舟临危受命，开始了脊髓灰质炎的研究工作。从此，与脊髓灰质炎打交道便成为他一生的事业。脊髓灰质炎是一种严重的传染病，主要影响儿童，可能导致终身残疾甚至死亡。面对这一严峻的挑战，顾方舟临危受命，毅然决然地投身于脊髓灰质炎疫苗的研究工作。他带领团队在昆明远郊的山洞里建立了实验室，克服了种种困难，从患者粪便中分离出了脊髓灰质炎病毒并成功定型。在此基础上，他选择了活疫苗技术路线，并亲自试用，从而研制出脊髓灰质炎疫苗，为中国的孩子们筑起了一道健康的屏障。

到 2000 年，世界卫生组织宣布中国为无脊髓灰质炎国家，1957—2000 年，消灭脊髓灰质炎这条坎坷之路，顾方舟艰辛跋涉了 44 年。顾方舟的一生，是不断追求科学真理、为人民服务的一生。他的故事告诉我们，一个真正的科学家，不仅要有深厚的学术造诣，更要有为人民健康事业奉献一切的决心和勇气。他的精神将永远激励着我们，为人类的健康事业继续奋斗。

（黄诗雅　郑庆委）

第七章　人体寄生虫实验

实验四十三　医学蠕虫（线虫、吸虫、绦虫）

一、似蚓蛔线虫（蛔虫）

似蚓蛔线虫（*Ascaris lumbricoides* Linnaeus，1758）简称蛔虫，成虫寄生于人体小肠。雌雄虫体交配后产出受精蛔虫卵，单雌性可产出未受精蛔虫卵，并随人体粪便排出。受精蛔虫卵在外界适宜条件下约经1个月可发育为含蚴幼卵。人因误食感染性蛔虫卵感染所致。幼虫可致肺组织损害。成虫寄生常夺取宿主营养，损伤肠黏膜，更为严重的可引起肠梗阻、胆道和阑尾蛔虫等急腹症。确诊蛔虫病主要依据患者粪便中检出蛔虫卵或成虫。

（一）实验目的

（1）掌握：蛔虫受精卵及未受精卵的形态特点，粪便直接涂片法。
（2）熟悉：成虫的一般形态和内部结构。
（3）了解：蛔虫致病的病理标本。

（二）实验内容

1. 受精蛔虫卵（玻片标本）
虫卵呈宽椭圆形，大小为（5～75）μm×（35～50）μm，在蠕虫卵中属中等大小，其表面有一层凹凸不平的蛋白质膜，新鲜粪便中的卵因受宿主胆汁染色呈棕黄色，卵壳厚，内含一个大而圆的卵细胞，卵细胞与两端卵壳之间有半月形间隙，称新月隙（图7.1(a)）。

2. 未受精蛔虫卵（玻片标本）
虫卵呈长椭圆形，大小为（88～94）μm×（39～44）μm，呈棕黄色，蛋白质膜与卵壳均较受精卵薄，卵内充满折光性强的卵黄颗粒（图7.1(b)）。

3. 无蛋白膜蛔虫卵（玻片标本）
受精卵与未受精卵的蛋白膜均可脱落成为无色透明的无蛋白膜卵（表7.1）。观察时应注意同钩虫卵、蛲虫卵及植物细胞等区别。

4. 感染性蛔虫卵（玻片标本）
虫卵内含一条卷曲的幼虫，其他同受精蛔虫卵。

表 7.1　受精蛔虫与未受精蛔虫卵比较

	受精卵	未受精卵
形状	宽椭圆形	多见长椭圆形
大小(μm)	(45～75)×(35～50)	(88～94)×(39～44)
卵壳	厚,三层	薄,二层,无蛔甙层
内容	一个卵细胞	折光颗粒
颜色	棕黄	淡黄

5. 成虫外部形态(大体标本)

虫体呈长圆柱形,两端较细,外形似蚯蚓,活时呈粉红色或微黄色,经福尔马林固定后呈灰白色。虫体体表有横纹,两侧各有一条侧线。雌虫较大,长 20～35 cm,尾部钝圆而直。雄虫较小,长 15～31 cm,尾部向腹面卷曲(图 7.1(c))。

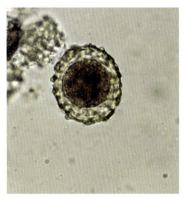 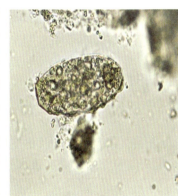 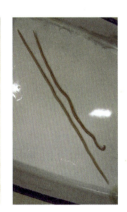

(a) 受精卵　　　　　　　　(b) 未受精卵　　　　　　　　(c) 成虫

图 7.1　蛔虫虫卵与成虫

6. 成虫内部结构(大体标本)

虫体解剖标本中肉眼可见体腔内除一条直的消化管外,其余均为生殖器官。子宫和卵巢都呈管状结构,雌虫生殖系统为双管型,雄虫生殖系统为单管型。

7. 病理标本(大体标本)

(1) 蛔虫性肠梗阻:可见蛔虫扭结成团,完全或部分阻塞肠道。

(2) 蛔虫性阑尾炎:可见蛔虫钻入阑尾。

(3) 胆道蛔虫病:可见蛔虫钻入胆道、胆囊,严重的可见蛔虫钻入肝脏。

(三) 技术操作

蛔虫卵随粪便排出体外,实验室诊断采用粪便生理盐水直接涂片法,方法见电教片。

生理盐水直接涂片法为最常见的消化道寄生虫卵或原虫检查方法。方法虽简便,但由于取材较少,故检出率较低,通常连续涂片 3 张,可提高检出率。粪便用生理盐水稀释,病原体在等渗环境下保持原有形态和活力,利于观察。

1. 基本原理

用生理盐水作为粪便的稀释剂,可以不改变涂片的渗透压而损坏活的病原体,通过生理盐水的涂抹稀释作用,使和粪便粘在一起的病原体成为单个物体分散在涂片中,这样既不妨碍透光作用,又能暴露病原体的形态结构,便于我们在镜检中识别它们。方法简便,用时较短。

2. 材料与仪器

载玻片、盖玻片、竹签、生理盐水、显微镜。

3. 操作步骤

在洁净的载玻片中央,滴加生理盐水1滴,用竹签取火柴头大小的粪便,在生理盐水中混匀,涂抹开呈薄膜状;其厚度以载玻片置于报纸上,能透过粪膜隐约辨认玻片下的字迹为宜。先用低倍观察,如发现可疑物再转为高倍镜观察。镜检时光线要适当,过强的亮度会影响观察结果。依据虫卵的形状、大小、颜色,卵壳和内含物等特征进行判断,注意虫卵与粪便中异物的区别。由于雌性蛔虫产卵量大,此方法特别适用于检查蛔虫卵,涂片1张的检出率约为85%,涂片3张的检出率可达90%~95%。

4. 注意事项

(1) 玻片应清洁无油,手持玻片时勿将手指接触玻片表面,以避免油渍污染。

(2) 粪膜厚薄适当,以透过粪膜能见到书本上的字迹为宜。过厚,光线不宜透过;过薄,则检出率降低。

(3) 观察视野应按一定顺序进行,以免遗漏从而影响观察结果。

(4) 正确使用显微镜,低倍镜转高倍镜时须注意勿使粪膜污染镜头(看高倍镜时最好加盖玻片)。

(5) 粪中成分复杂,应与寄生虫卵或包囊以及宿主的组织、细胞成分相鉴别。

(6) 用过的竹签、玻片、粪纸包等务必按要求投入指定的容器内,培养防污染的习惯。

宝塔糖的故事

"宝塔糖"曾是几代人的记忆,20世纪50年代,作为当时我国五大寄生虫病之一的蛔虫病在我国城市与农村大面积存在。为了治疗这种病,人们不得不吃一种叫"山道年"的驱打虫药,它是拉丁文"santoninum"的中文音译,山道年是生长在苏联北部北极圈内一种植物蛔蒿的提取物,可以兴奋蛔虫的神经节,导致其肌肉发生痉挛收缩,因而不能附着于肠黏膜上,蛔虫便随着肠道的蠕动,与粪便一起排出体外,所以当时人们经常会看到自己的粪便中有正在扭曲身体的蛔虫。

山道年疗效不错,但口味极苦,要想让小孩子把这种药吃下去,大人几乎绞尽脑汁。有一对从德国移民到纽约创业的表兄弟查尔斯费泽尔和恩哈特费泽尔突发奇想,为什么不能让它变得甜一点呢?糖是甜的,药是苦的,把糖和药掺到一起会怎样呢?于是,他们就把山道年和杏仁太妃糖混合配制,做成宝塔形状的"糖",完全改变了药的味道,吃起来就像太妃糖一样的香甜。宝塔糖形状的山道年一经上市,立即大受欢迎。从"宝塔糖"开始起家,费泽尔(又译作辉瑞)公司不断发展壮大,直到现在发展成制药行业的巨无霸,辉瑞更是家喻户晓。

后来科研人员陆续研发出了新的比山道年更加有效的驱虫药物,主要有磷酸哌嗪、盐酸左旋咪唑、噻嘧啶等,剂型仍会做成宝塔糖形状。目前用于治疗蛔虫的药物是丙硫咪唑(又名肠虫清、阿苯达唑),为糖衣片或薄膜衣片,可杀死蛔虫成虫和虫卵。

（四）思考题

（1）查阅资料回答蛔虫卵的检查还有哪些方法，并指出其适用条件。
（2）蛔虫病的诊断方法有哪些？

二、钩虫（十二钩口线虫与美洲板口线虫）

钩虫（hookworm）寄生在人体小肠，虫卵随粪便排出，在适宜条件下孵出杆状蚴并发育至丝状蚴，丝状蚴具有感染性，可经皮肤侵入人体而引起感染。幼虫随血流至肺，再到小肠，共蜕皮 4 次发育为成虫。十二指肠钩口线虫（*Ancylostoma duodenale* Dubini，1843，简称十二指肠钩虫）与美洲板口线虫（*Necator americanus* Stiles，1902，简称美洲钩虫）为我国主要流行虫种，这两种虫的成虫形态有显著差别，而虫卵却非常相似不易区别。钩虫感染的主要危害是成虫引起宿主消化道症状和慢性失血引起贫血。确诊钩虫病的主要依据是从患者粪便中检出钩虫卵。

（一）实验目的

（1）掌握：虫卵形态特点，两种钩虫的形态鉴别。
（2）熟悉：饱和盐水浮聚法。
（3）了解：钩蚴培养法。

（二）实验内容

1. 虫卵（玻片标本）

虫卵无色透明，长椭圆形，大小为$(56 \sim 76)\mu m \times (36 \sim 40)\mu m$，卵壳极薄、光滑，新鲜粪便中卵内含 4～8 个卵细胞；若患者便秘或粪便放置过久，卵内细胞继续分裂可发育到桑椹期或发育为幼虫期。卵细胞与卵壳之间有一圈明显的间隙。十二指肠钩虫卵与美洲钩虫卵极为相似，不易区别（图 7.2（a））。

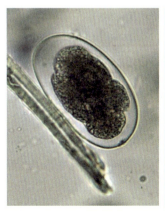
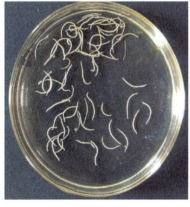
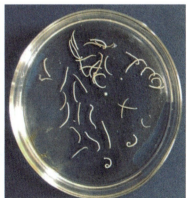

(a) 虫卵　　　　　　　(b) 十二指肠钩虫　　　　　　　(c) 美洲钩虫

图 7.2　钩虫虫卵与成虫

2. 成虫(大体标本)

十二指肠钩虫与美洲钩虫体壁均略透明,活时均为肉红色,死后为乳白色,长约 1 cm。雌虫均比雄虫大,雌虫尾端呈圆锥状,雄虫尾端膨大成伞形(图 7.2(b)(c))。两种钩虫成虫的形态特点见表 7.2。

表 7.2　两种钩虫形态比较

	十二指肠钩虫	美洲钩虫
体态	呈"C"字形	呈"S"字形
大小(mm)	雌:(10~13)×0.6	雌:(9~11)×0.4
	雄:(8~11)×(0.4~0.5)	雄:(7~9)×0.3
交合伞	撑开时略呈圆形	撑开时略呈扁圆形
背腹肋	远端分两支,每支再分三小支	基部先分两支,每支远端再分两小支

3. 成虫(染色玻片标本)

观察两种钩虫成虫的口囊、交合伞、交合刺形状及其背腹肋分支,鉴别点见表 7.2。

4. 病理标本

犬钩虫成虫寄生于小肠(大体标本),肉眼观察钩虫的寄生状态,并可见到钩虫的咬附部位。

(三) 技术操作

根据钩虫卵的密度小于饱和盐水比重原理,应用饱和盐水浮聚法查卵。根据钩虫幼虫在温暖潮湿的环境下可以发育孵出的特点,应用钩蚴培养法诊断、鉴定虫种。

1. 饱和盐水浮聚法

适用于检查线虫卵(未受精蛔虫卵除外),也可检查带绦虫卵及膜壳绦虫卵,但不适宜检查吸虫卵和原虫包囊,是诊断钩虫病的首选方法。

(1) 基本原理:常温(20 ℃)、常压下,饱和食盐水的密度是 1.33 g/mL,比重较小的虫卵,特别是钩虫卵,在饱和食盐水中会漂浮在溶液表面,从而达到浓集目的。

(2) 材料与仪器:漂浮瓶、载玻片、竹签、滴管、饱和食盐水、显微镜。

(3) 操作方法:用竹签取黄豆大小的粪便(约 1 g)置于含少量饱和盐水的漂浮瓶中(高 3.5 mm、直径 2 cm 的圆筒形小瓶),也可用青霉素小瓶代替,将粪便充分捣碎并与盐水搅匀后,除去粪中的粗渣,再缓慢加入饱和盐水至液面略高于瓶口但不溢出为止,在瓶口覆盖载玻片 1 张。静置 15 min 后,将载玻片垂直向上提起后迅速翻转,使有饱和盐水一面向上,置于显微镜下检查。为避免标本干燥和盐结晶析出,妨碍镜检,应立即检查。

(4) 注意事项:① 盐水的配制一定要饱和,将食盐徐徐加入盛有沸水的容器内,不断搅动,直至食盐不再溶解为止(100 mL 水中加食盐 35~40 g),冷却后用两层纱布滤去杂质,测量密度应达 1.33 g/mL。② 粪便太多、太少都影响浓集效果。③ 玻片要清洁无油,防止玻片与液面间有气泡或漂浮的粪渣。④ 漂浮的时间要足够。⑤ 翻转玻片时要轻巧、适速。

2. 钩蚴培养法

检出率与饱和盐水浮聚法相似,此法在光镜下可观察幼虫形态并鉴别虫种,但需时较长,培养 5~6 天才有结果。

（1）基本原理：模拟钩虫卵发育为钩蚴的条件，使其发育为幼虫，并利用钩蚴具有向湿性的特点浓集钩蚴，达到提高检出率的目的。

（2）材料与仪器：滤纸条、竹签、1 cm×10 cm 试管、铅笔、冷开水、放大镜、培养箱。

（3）操作方法：取 1 cm×10 cm 试管一支加入冷开水约 1 mL，将滤纸剪成与试管等宽但较试管稍短的"T"形纸条，横条部分用铅笔写上受检者姓名。取蚕豆大小的粪便，均匀涂在纸条上 2/3 部分，将纸条插入试管，下端浸入水中（勿使粪便没入水中），加塞置于 20～30 ℃条件下培养。培养过程中每天用滴管沿管壁滴入冷开水，以补充管内蒸发掉的水分，加水时勿冲在粪膜上。5 天后用肉眼或放大镜检查试管底的水中有无钩蚴。钩蚴虫体透明，做蛇形活动。如为阴性，应继续培养至第 7 天；如气温太低，可将培养管放入温水（30 ℃左右）中数分钟后再行观察。如需做虫种鉴定，可吸取培养管底部的沉淀物滴于载玻片上于镜下观察，气温较低时可将试管放入温水（30 ℃左右）中数分钟后，再做检查。

此法简单且不需要使用显微镜，阳性率高，故适于做大规模的现场调查。但整个过程需 5 天以上，气温低时要保温，且每天加水，手续较繁。

（四）思考题

（1）粪便检查钩虫卵时，为何常见到多细胞期的卵？

（2）疑似钩虫感染时应做哪些检查？

三、华支睾吸虫（肝吸虫）

中华支睾吸虫（*Clonorchis sinensis*（Cobbold，1875）Looss，1907），简称华支睾吸虫，又称肝吸虫（liver fluke），成虫寄生于人或哺乳动物的肝胆管内。虫卵随胆汁进入消化道随粪便排出体外，虫卵入水后被第一中间宿主淡水螺吞食后，在螺体内经毛蚴、胞蚴、雷蚴发育，孵育出大量尾蚴。尾蚴从螺体逸出在水中游动，遇第二中间宿主淡水鱼、虾时则侵入其体内发育成囊蚴。人常因食入含活囊蚴的鱼、虾而感染。在粪便或十二指肠引流液中检获肝吸虫卵可确诊本病。

（一）实验目的

（1）掌握：肝吸虫虫卵的形态特点。

（2）熟悉：肝吸虫成虫的形态特征及病原学诊断方法。

（3）了解：肝吸虫第一、第二中间宿主。

（二）实验内容

1. 虫卵（玻片标本）

肝吸虫卵是蠕虫卵中最小的一种。平均大小为 29 μm×17 μm，黄褐色，低倍镜观察形似芝麻，高倍镜观察形似灯泡状，前端较窄，有一卵盖，卵盖周围的卵壳明显增厚形成肩峰，后端宽而钝圆，有一小突起（称小瘤），卵内含一个成熟的毛蚴（图 7.3(a)）。

2. 成虫（大体标本）

虫体背腹扁平、体壁较薄。外形似葵花子，前端稍窄，后端较钝圆，大小为(10～25)mm×(3～5)mm，子宫、睾丸、卵黄腺隐约可见（图 7.3(b)）。

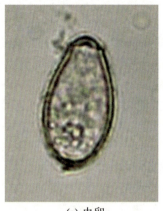
(a) 虫卵

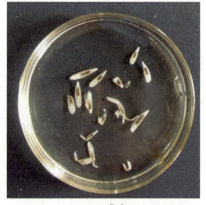
(b) 成虫

图 7.3　肝吸虫虫卵与成虫

3. 囊蚴(标本示教)

低倍镜及高倍镜观察,平均大小为 138 μm×115 μm,椭圆形,有两层囊壁,囊内可见到黑褐色的排泄囊和口、腹吸盘等。

4. 成虫(玻片染色标本)

低倍镜可见口吸盘较大,位于虫体顶端;腹吸盘较小,位于虫体前端约 1/3 处腹面。肠管沿虫体两侧直达后端,无显著曲折。睾丸 2 个,呈分枝状,前后排列于虫体后端约 1/3 处。卵黄腺位于虫体中部两侧。卵巢位于睾丸前方,可见椭圆形的受精囊及劳氏管。排泄囊为长袋状结构,位于虫体后 1/3 中部。

5. 第一中间宿主(标本示教)

纹沼螺、长角涵螺、赤豆螺等。

6. 第二中间宿主(标本示教)

淡水鱼、淡水虾。

7. 病理标本(标本示教)

成虫寄生肝脏大体标本,肝断面可见肝胆管管壁增厚、管腔因虫体的寄生而阻塞。

(三) 技术操作

1. 生理盐水直接涂片法

方法同前。直接涂片法操作虽然简便,但由于所用粪便量少,检出率不高,且虫卵甚小,容易漏诊。定量透明法(Kato-Katz,甘油纸厚涂片透明法),在大规模肠道寄生虫调查中,被认为是最有效的粪检方法之一,可用于虫卵的定性和定量检查。

2. 十二指肠引流胆汁检查

引流胆汁进行离心沉淀检查也可查获虫卵。此法检出率接近 100%,但技术较复杂,一般患者不易接受。

(四) 思考题

十二指肠引流胆汁检查肝吸虫卵的原理是什么? 应怎样劝导患者配合?

四、日本血吸虫(血吸虫)

日本血吸虫(*Schistosoma japonicum* Katsurada,1904)成虫寄生于人和哺乳动物门脉-肠系膜静脉系统,雌虫产卵于肠黏膜下层静脉末梢内,虫卵可随血液沉积在肠壁,也可循门静脉系统流至肝门静脉并沉积在肝组织内,或者在其他组织内寄生。肠壁内的虫卵由于虫卵周围的炎性改变,使虫卵连同坏死组织脱落进入肠腔,随粪便排出体外。虫卵入水后,孵化出毛蚴,侵入钉螺体内,经母胞蚴、子胞蚴无性繁殖,最后发育为尾蚴。尾蚴在水中遇到人或哺乳动物便可经皮肤侵入。本病主要依据粪中检获虫卵或孵化出毛蚴,也可经肠黏膜活检查到活卵而确诊。对于粪便检查难以检获虫卵者,可采用免疫学方法来辅助诊断。

(一) 实验目的

(1) 掌握:日本血吸虫虫卵的形态特征。
(2) 熟悉:日本血吸虫成虫、毛蚴和尾蚴的形态特征。
(3) 了解:水洗沉淀法、尼龙袋集卵法以及常用血吸虫免疫学诊断方法。

(二) 实验内容

1. 虫卵(玻片标本)

虫卵宽椭圆形,平均大小约为 89 μm×67 μm,淡黄色,壳薄无卵盖,一端旁侧有一小棘(短小侧刺),但常因虫卵的位置关系或被卵壳上的黏附物遮盖而不易见到,成熟虫卵内含有毛蚴(图 7.4(a))。

2. 尾蚴(玻片染色标本)

分体部和尾部,体部长圆形,有口吸盘、腹吸盘,腹吸盘两侧有 5 对穿刺腺,尾部末端分叉(图 7.4(b))。

3. 成虫(大体标本)

虫体呈圆柱形,雄虫乳白色,虫体略向腹面弯曲,雌虫呈灰褐色,较雄虫细长,前细后粗,雌雄成虫常呈合抱状态(图 7.4(c))。

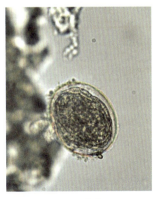
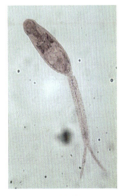
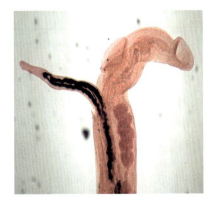

(a) 虫卵　　　　　　　(b) 尾蚴　　　　　　　(c) 雌雄虫合抱

图 7.4　日本血吸虫虫卵、尾蚴与成虫

4. 成虫(玻片染色标本)

雄虫口吸盘较小,在虫体最前端,腹吸盘较大,位于腹面,突出呈杯状,自腹吸盘以下,虫体两侧增宽并向腹面卷折形成抱雌沟,直至尾端。睾丸7个,椭圆形,串珠状排列,位于腹吸盘后方背侧。口开于口吸盘中,无咽,下连一较短的食管,肠在腹吸盘后缘水平处分为左右两支,在体后部再汇合成为一支盲管。雌虫虫体前端的口、腹吸盘较小而不明显。虫体中部略后处有一染色深呈椭圆形的卵巢,从其下部发出一根输卵管绕过卵巢向前行与卵黄管相通进入卵模,再向前即为子宫,内含50~100个虫卵,卵黄腺布满虫体后部。消化系统与雄虫同。

5. 中间宿主钉螺(标本示教)

约1 cm长,螺壳小呈圆锥形,有6~8个螺旋。山区型螺壳光滑,平原型粗糙(有脊),褐色深浅不一。平原地区的钉螺螺壳表面有纵肋,称肋壳钉螺;山丘地区钉螺表面光滑,称光壳钉螺。

6. 病理标本或照片(示教)

(1) 成虫寄生的肠系膜:合抱成虫在肠系膜静脉寄生,部分黑色的雌虫深入肠壁血管。
(2) 沉着虫卵的兔肝:满布虫卵结节,可与健康兔肝相比较,后者表面光滑无病变。

(三) 技术操作

1. 粪便直接涂片法
此法简单,但虫卵检出率低,仅适用于重感染病人和急性感染者。操作方法同前。
2. 毛蚴孵化法
利用虫卵中的毛蚴在适宜条件下可破壳而出,和毛蚴在水中运动具有一定的特点设计而成。由于孵化法可收集全部粪便沉渣,因此发现虫卵的概率较直接涂片法大。

(四) 思考题

(1) 日本血吸虫的致病特点。
(2) 日本血吸虫病的诊断方法。

五、链状带绦虫

猪带绦虫(*Taenia solium* Linnaeus,1758)也称猪肉绦虫、猪带绦虫或有钩绦虫,成虫寄生于人的小肠,孕节或虫卵随粪便排出体外,被中间宿主猪吞食后,在其体内发育为囊尾蚴。人因误食生的或半生的含活囊尾蚴猪肉而感染猪带绦虫病;人因误食虫卵而感染囊尾蚴病。猪带绦虫病的诊断依据是粪便检获虫卵或孕节,猪囊尾蚴病诊断较为复杂,主要靠免疫学和影像学辅助诊断。

(一) 实验目的

(1) 掌握:猪带绦虫成虫、虫卵、孕节和头节的形态特点。
(2) 熟悉:猪带绦虫病病原诊断方法。
(3) 了解:猪囊尾蚴病诊断方法。

（二）实验内容

1. 虫卵（玻片标本）

虫卵呈圆球形，直径为 31～43 μm。卵壳薄而透明，极易破裂脱落。脱壳的虫卵称不完整卵，内有一层胚膜较厚，棕黄色，厚达 2.9 μm，由许多棱柱体组成，在光镜下呈放射状条纹。胚膜内含一个球形的六钩蚴，6 个小钩分 3 对，直径为 14～20 μm（图 7.5(a)）。

2. 囊尾蚴（大体标本）

囊尾蚴呈卵圆形，大小约 5 mm×10 mm，白色半透明的囊泡，囊内充满透明的囊液。囊壁分 2 层，外为皮层，内为间质层，间质层有一处向囊内增厚形成向内翻卷收缩的头节，其构造与成虫的头节相似（图 7.5(b)）。

3. 成虫（大体标本）

虫体背腹扁平，体壁较薄，略透明呈乳白色，长 2～4 m，由 700～1000 节组成。前端较细，向后渐扁阔。近颈部的幼节，节片短而宽，中部的成节近方形，末端的孕节则为长方形。每一节片的侧面有一生殖孔，略突出，不规则地分布于链体两侧（图 7.5(c)）。

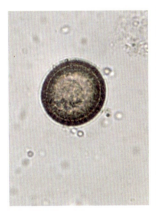 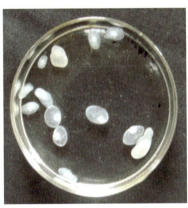 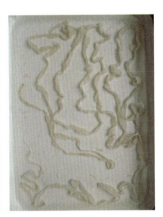

(a) 虫卵　　　　　　　　(b) 囊尾蚴　　　　　　　　(c) 成虫

图 7.5　猪带绦虫虫卵、囊尾蚴与成虫

4. 头节（染色玻片标本）

头节近似球形，直径为 0.6～1.0 mm，具有 4 个吸盘，1 个顶突，其基部上有 25～50 个小钩，排列内外两圈，内圈的小钩较大，外圈的稍小，吸盘和顶突小钩为固着器官。头颈节连在一起，颈部较细，直径约为头节的一半，长 5～10 mm。

5. 成节（染色玻片标本）

每一成节均具雌、雄生殖器官各一套，睾丸为 150～200 个，呈滤泡状，分布在节片背侧，输精管向一侧横走，经阴茎囊开口于生殖腔，生殖腔在节片的一侧边缘中部。各节的生殖腔缘均略向外凸出，沿链体左右两侧不规则分布。阴道在输精管的后方。卵巢在节片 1/3 中央，分为 3 叶，左右两叶较大，子宫于阴道之间另有一中央小叶。子宫位于节片中央，卵黄腺位于卵巢之后。

6. 孕节（染色玻片标本）

孕节呈长方形，其内只可见充满虫卵的子宫，其他器官均退化消失，子宫由主干向两侧分支。孕节中充满虫卵的子宫向两侧分支，每侧 7～13 支，每一支又继续分支，呈不规则的树枝状。子宫内含虫卵 3 万~5 万。

7. 病理标本(大体标本)

(1) 心囊虫病:心肌纤维间可见多个黄豆大小、乳白色的囊状物。

(2) 脑囊虫病:脑组织间可见多个黄豆粒大小、乳白色的囊状物,在脑组织中呈圆形。

(3) 肌肉囊虫病:肌肉组织中可见许多大小不等的乳白色囊状体。

(三) 技术操作

1. 粪便直接涂片法

粪便检获虫卵即可确诊,但检出率较低,方法同前。

2. 绦虫孕节片检查法

(1) 基本原理:带绦虫孕节可用压片法和注射法检查和鉴定。

(2) 材料准备:注射器、载玻片、墨汁、卡红液。

(3) 操作方法:压片法适用于快速检查和鉴定猪绦虫孕节。方法是将检出的孕节用清水洗净后置 2 张载玻片之间,轻压,玻片两端用线绕紧,然后对光观察子宫分支数目,鉴定虫种。若子宫分支不清楚,可采用注射法检查和鉴定。方法是在洗净孕节节片后,用滤纸吸干虫体表面上的水分,用皮试注射器抽取墨汁或卡红液,从孕节子宫主干处(节片一侧正中)徐徐注入,待侧枝充满墨汁或染液后,以清水冲去多余染液再做压片,观察并计数子宫分支情况,确定虫种。

(4) 注意事项:① 操作时应戴一次性塑料手套,以免虫卵污染。② 送检的节片若已干,可用清水泡软后检查。③ 使用过的器皿须放入来苏溶液中浸泡 30 min,再煮沸消毒。

(四) 思考题

对猪带绦虫病和猪囊尾蚴病分别采取何种诊断方法?

实验四十四　原虫(溶组织内阿米巴、疟原虫)

一、溶组织内阿米巴

溶组织内阿米巴(*Entamoeba histolytica* Schaudinn,1903)寄生于人体结肠内,生活史包括包囊期和滋养体期两个阶段。滋养体为致病阶段,可侵犯宿主组织,引起肠内阿米巴病和肠外阿米巴脓肿或溃疡。包囊随粪便排出体外,四核包囊为其感染期。人体因摄入被粪便污染的食物、饮入含有感染性包囊的水或使用被包囊污染的餐具而感染。本病主要依据粪便检查滋养体或包囊为主要手段,一般在稀便或带有脓血的粪便中滋养体多见,在成形或半成形的粪便中包囊多见。

(一) 实验目的

(1) 掌握:溶组织内阿米巴各期的形态特点。

(2) 熟悉:粪便生理盐水涂片法检查滋养体及碘液染色法检查包囊。

（3）了解：肠外阿米巴病诊断方法。

（二）实验内容

1. 滋养体（铁苏木素染色玻片标本）

呈不规则的圆形或椭圆形，大小为 10～60 μm。在高倍镜下见到体积较大、外缘透明有不规则的伪足、内为颗粒状且有黑色细胞核的虫体。外质无色透明，常显示有伪足；内质呈蓝黑色的颗粒状，其食物泡中含有完整或半消化的圆形墨黑色的红细胞，此特点为组织型滋养体的主要特征；胞核圆形，有薄而染黑色的核膜，核内缘可见分布较均匀的或聚在一边呈镰刀形的染色质粒；核仁小而且亦染黑色，位于核中央，核仁与核膜之间有网状的核纤维（图 7.6(a)）。

2. 溶组织内阿米巴包囊（碘液染色玻片标本）

呈圆形，直径为 5～15 μm，因碘液染色成棕黄色，内部结构需用高倍镜观察。包囊壁薄而透明，核 1～4 个，核中心可见核仁，核膜内缘染色质粒不够清楚，在单核或双核的包囊中，有时可见染成棕色的糖原泡，呈短棒状的拟染色体（图 7.6(b)）。

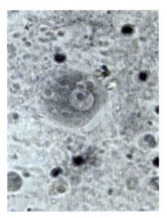 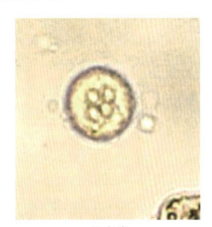

(a) 滋养体　　　　　　　　　(b) 包囊

图 7.6　溶组织内阿米巴滋养体与包囊

3. 病人大肠壁溃疡病理标本（大体标本）

可见结肠黏膜面有大小不一的溃疡，溃疡之间黏膜正常。

4. 阿米巴肝脓肿病理标本（大体标本）

可见明显的脓肿壁，为纤维组织所形成，脓腔内有未被溶解的结缔组织，形成肝组织支持架，呈带状贯通脓腔中间。

（三）技术操作

溶组织内阿米巴滋养体和包囊通过粪便排出，粪便生理盐水涂片法检查滋养体和碘液染色法检查包囊为常用病原学检查方法，生理盐水涂片法检查滋养体方法同前。

1. 碘液染色直接涂片法

用于原虫包囊检查。

（1）基本原理：碘液染色可以使原虫包囊的核、拟染色体、糖原泡形态清晰显示，此法简便、经济,应用广泛。

(2)材料与仪器:载玻片、盖玻片、竹签、卢戈氏碘液、显微镜。

(3)操作方法:用碘液代替生理盐水滴加于载玻片上,挑取米粒大小的粪便置于碘液中,调匀涂片,加盖玻片。若需同时检查滋养体,可在玻片的另一侧滴1滴生理盐水,同上法涂抹粪便标本,再加盖玻片。这样可使一侧查活滋养体,而加碘液的另一侧查包囊。染色后包囊呈黄色或浅棕色,糖原泡为棕红色,囊壁、核仁和拟染色体不着色。

(4)注意事项:碘液的量不宜太多、太浓,否则着色过深,粪便凝成团块,包囊折光降低,结构不易看清,不利于观察。

2.铁苏木素染色法

用于阿米巴滋养体和包囊的永久性染色。

(四)思考题

(1)肠内阿米巴病和肠外阿米巴病分别有哪些诊断方法?

(2)在粪便中检查阿米巴滋养体或包囊时各应注意些什么?

二、疟原虫

寄生人体的疟原虫(*Plasmodium*)主要包括间日疟原虫、恶性疟原虫、三日疟原虫和卵形疟原虫4种。我国主要流行的虫种有间日疟原虫和恶性疟原虫。疟原虫需要人和雌性按蚊2个宿主,在蚊体内进行有性生殖,人体内进行无性生殖。雌性按蚊叮人吸血时子孢子进入人体,先经肝细胞内的裂体增殖发育为裂殖子,然后侵入红细胞内经裂体增殖发育为配子体,再进入蚊体内经配子生殖和孢子增殖发育为子孢子。本病的实验诊断主要依据的是经患者外周血检查疟原虫确诊。

(一)实验目的

(1)掌握:间日疟原虫和恶性疟原虫红细胞内期各期的形态特征。

(2)熟悉:厚、薄血膜法的操作方法。

(3)了解:间日疟原虫和恶性疟原虫红细胞外期的形态特点。

(二)实验内容

1.间日疟原虫薄血膜(玻片染色标本)

油镜观察,虫体细胞质呈淡蓝色,细胞核呈红色,自大滋养体阶段开始,各期疟原虫寄生的红细胞胀大,故淡染,呈浅红色,并有粉红色细小点状的薛氏小点。虫体细胞质内的疟色素呈棕黄色。

(1)早期滋养体(又称环状体、小滋养体):被寄生的红细胞大小正常。疟原虫细胞质少,环形,核点状,位于环的一端;虫体中央为一空泡,故呈戒指状,大小约为红细胞的1/3(直径之比)(图7.7(a))。

(2)晚期滋养体(又称大滋养体):由早期滋养体进一步发育、长大而成。细胞质增多,呈不规则形,并有1个至多个空泡,疟色素为棕黄色,核1个,呈紫红色(图7.7(b))。

(3)早期裂殖体(又称未成熟裂殖体):大滋养体发育到一定阶段,虫体即逐渐变圆,细胞质内空泡消失,疟色素增多,可见 2 个以上分裂的紫红细胞核,蓝色的细胞质连成一体(图 7.7(c))。

(4) 晚期裂殖体(又称成熟裂殖体):虫体内的核分裂成 12～24 个时,细胞质亦随之分裂,每个核均被一部分细胞质包绕,形成一定数量的圆形或椭圆形的细小裂殖子。虫体内疟色素集聚成块状,位于虫体的中央或一侧(图 7.7(d))。

(5) 雄配子体(小配子体):虫体圆形,较正常红细胞略大些,细胞质呈淡蓝色,有时略显红色;核 1 个,较大,核质疏松,呈淡红色,多位于虫体中央。疟色素均匀散在(图 7.7(e))。

(6) 雌配子体(大配子体):虫体稍大,圆形,有时为不规则状,充满胀大的红细胞。细胞质呈深蓝或蓝色;核 1 个,较小,核质致密,呈深红色,常偏于虫体的一侧。疟色素亦均匀散在(图 7.7(f))。

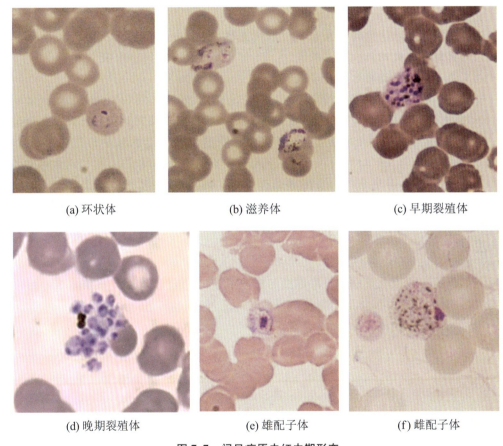

(a) 环状体　　　(b) 滋养体　　　(c) 早期裂殖体

(d) 晚期裂殖体　　　(e) 雄配子体　　　(f) 雌配子体

图 7.7　间日疟原虫红内期形态

2. 传播媒介针插标本(示教)

用放大镜观察,中华按蚊和微小按蚊等。

3. 子孢子玻片染色标本(示教)

梭状或新月形,抑或呈镰刀形,大小为 10～15 μm。经吉氏或瑞氏染色后,细胞质呈淡蓝色;核 1 个,点状,红色,位于虫体中央。

疟疾与诺贝尔奖

2015 年,中国女药学家屠呦呦因创制新型抗疟药——青蒿素和双氢青蒿素,荣获诺贝尔生理学或医学奖,成为了首位获得诺贝尔科学奖项的中国本土科学家。

在与疟疾的漫长斗争历程中,人类取得了诸多研究成果,在医学史上起到了里程碑式的重大作用。在诺贝尔奖设立的 120 多年时间里,与疟疾相关的研究成果曾先后 5 次获奖。

1902 年,英国医生罗纳德·罗斯(Ronald Ross)于 1897 年证实按蚊是疟疾的传播媒介,阐明疟原虫的发育史。

1907 年,法国军医夏尔·路易·阿方斯·拉韦朗(Charles Louis Alphonse Laveran)于 1880 年发现血细胞中的疟原虫。

1927 年,奥地利精神科医生朱利叶斯·瓦格纳(Julius Wagner)发明了疟原虫接种疗法来治疗梅毒导致的麻痹性痴呆。

以上三者均获得诺贝尔生理学或医学奖。

1965 年,美国的有机化学家罗伯特·伯恩斯·伍德沃德(Robert Burns Woodward),首次人工合成了奎宁,奎宁一度成为抗疟一线用药。他因此获得诺贝尔化学奖。

2015 年,屠呦呦凭借着对青蒿素的研究成果获得了诺贝尔生理学或医学奖,她被赞誉为"青蒿素之母"。据估计,2010—2017 年,世界各国共采购超过 27 亿次以青蒿素为基础的复方药物疗程,其中 98% 用于世界卫生组织非洲区域,非洲大陆终于看到了消除疟疾的希望。

(四) 思考题

(1) 如何从厚血膜上鉴别间日疟原虫与恶性疟原虫?
(2) 厚、薄血膜同片制作法有何优缺点?
(3) 如何诊断疟原虫感染?

(崔　浩　陈兴智)

第八章　免疫学实验

实验四十五　酶联免疫吸附实验检测乙型肝炎病毒表面抗原(HBsAg)

一、实验目的

(1) 掌握:酶联免疫吸附实验的原理。

(2) 熟悉:酶联免疫吸附实验的操作和样本的准备。

(3) 了解:酶联免疫吸附实验的应用范围和检测 HBsAg 的临床意义。

二、实验内容

1. 实验原理

酶联免疫吸附实验双抗体夹心法检测乙型肝炎病毒表面抗原(HBsAg)的基本原理(图 8.1)是将特异性抗体 HBsAb 包被在固相载体上形成固相抗体,再加入待测样本血清孵育,孵育过程中样本血清中的抗原 HBsAg 与固相抗体 HBsAb 充分反应形成固相抗体抗原复合物(HBsAg-HBsAb),然后洗涤去除其他杂物,再加入针对不同抗原表位的酶标二抗(HRP 标记 HBsAb)并温育,形成固相抗体-待测抗原-酶标二抗复合物(HRP 标记 HBsAb-HBsAg-HBsAb),加入底物后,酶标二抗上标记的酶 HRP 催化底物成为有色产物,根据显色程度进行抗原的定性和定量检测。

2. 实验操作

(1) 样本处理:抗凝血(可使用常规用量的肝素、枸橼酸钠或 EDTA 抗凝)离心后取血浆样本,样本一般在 2～8 ℃保存,如长期保存需 −20 ℃冻存并避免样本反复冻融;建议不使用高血脂、高胆红素以及溶血样本。

(2) 实验准备:将试剂盒预先置于室温(18～25 ℃)平衡,洗涤液和稀释液稀释完成。

(3) 加样:分别在相应孔中加入阴性对照、阳性对照和待测样本血清。

(4) 孵育:37 ℃孵育 60 min。

(5) 加梅标二抗:分别在孔中加入梅标二抗 50 μL。

(6) 孵育:37 ℃孵育 30 min。

(7) 洗涤:使用洗涤液清洗 5 次,洗涤后(注意每次洗涤浸泡保持 30～60 s),拍干水分。

(8) 显色:每孔加入底物 A 液和 B 液各 50 μL,混匀,37 ℃避光孵育 30 min。

(9) 终止:每孔加入终止液 50 μL,混匀。

(10) 结果测定:使用酶标仪单波长 450 nm(使用单波长时需要设置空白对照孔调零)或

者双波长 450/630 nm 测定各孔的 OD 值,并记录结果。

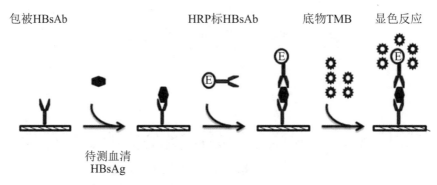

图 8.1　双抗体夹心法检测乙型肝炎病毒表面抗原(HBsAg)的基本原理图

3. 实验结果判定

(1) 参考值的计算:临界值＝阴性对照孔 OD 平均值×2.1(阴性对照孔 OD 平均值小于 0.05 时以 0.05 计算)。

(2) 结果判定:① 样本 OD 值/临界值≥1,HBsAg 阳性。② 样本 OD 值/临界值<1,HBsAg 阴性。

注:阴性对照 OD 平均值>0.1 或阳性对照 OD 平均值≤0.4 时,实验无效。

三、思考题

(1) 酶联免疫吸附实验双抗体夹心法是否可以检测半抗原? 简述原因。

(2) 简述酶联免疫吸附实验的原理。

(3) 酶联免疫吸附实验的类型有哪些?

实验四十六　外周血单个核细胞分离

一、实验目的

(1) 掌握:外周血单个核细胞分离的原理。

(2) 熟悉:外周血单个核细胞分离的步骤。

(3) 了解:外周血单个核细胞分离的临床应用。

二、实验内容

1. 实验原理

外周血中单个核细胞(peripheral blood mononuclear cells,PBMC)包括淋巴细胞和单核细胞,PBMC 的比重与红细胞、多形核白细胞及血小板不同,介于 1.076～1.090 之间,红细胞及多形核白细胞的比重在 1.092 左右,血小板在 1.030～1.035 之间,因此可利用一种比重介于 1.075～1.090 之间且近似于等渗的溶液做密度梯度离心,使一定比重的细胞按相应密度梯度分布并加以分离。

分离介质是分离各类细胞的关键,对分离介质的基本要求是:① 对细胞无毒。② 基本等渗。③ 不溶于血浆及分离物质。④ 有特定的比重。

Ficoll 分离液是将 2 份 6%聚蔗糖蒸馏水溶液与 1 份 34%泛影葡胺生理盐水溶液混合,其比重为 1.077±0.001,可作为常规的、淋巴细胞分离液。主要用于分离外周血中单个核细胞,是一种单次密度梯度离心分离法,其分布由上到下依次为稀释的血浆层、单个核细胞层、粒细胞层和红细胞层(图 8.2)。

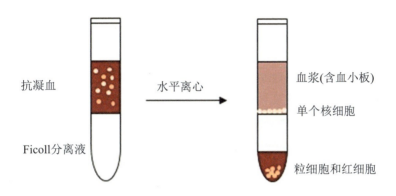

抗凝血　　水平离心　　血浆(含血小板)　　单个核细胞　　粒细胞和红细胞

Ficoll分离液

图 8.2　Ficoll 分离液密度梯度离心后外周血细胞分布示意图

2. 实验操作

(1) 取 2 mL 新鲜抗凝血与 2 mL 样本稀释液混匀。

(2) 取一支 15 mL 离心管,先加入 2 mL Ficoll 分离液,再用吸管小心吸取稀释后的血液样本叠加在分离液液面上,400 g 离心 30～40 min。

(3) 离心后,离心管由上至下分为 4 层:第一层为血浆层,第二层为环状乳白色 PBMC 层,第三层为透明分离液层,第四层为粒细胞和红细胞层。

(4) 用吸管轻轻吸取第二层环状乳白色 PBMC 层,加入 3 倍体积的细胞清洗液,混匀,60～100 g 离心 10 min,弃上清。

(5) 加入 6～8 mL 细胞清洗液,混匀,60～100 g 离心 10 min,弃上清,再以 0.5 mL 的后续实验所需的相应液体重悬 PBMC。

三、思考题

(1) 名词解释:PBMC。

(2) 简述 PBMC 分离的原理。

(3) 思考获得 PBMC 后,如何进一步分离淋巴细胞和单核细胞?

实验四十七　胶乳凝集实验检测类风湿因子

一、实验目的

(1) 掌握:胶乳凝集实验检测类风湿因子的原理。

（2）熟悉：胶乳凝集实验检测类风湿因子的操作。

（3）了解：类风湿因子的临床意义。

二、实验内容

1. 实验原理

　　细菌、红细胞等颗粒抗原在适当电解质参与下可直接与相应抗体结合出现凝集，称为直接凝集反应。将可溶性抗原或抗体预先吸附于颗粒性载体表面使其成为致敏颗粒，然后与相应的抗体或抗原反应，在电解质的作用下，出现肉眼可见的凝集现象，称为间接凝集反应。本实验采用间接凝集（胶乳凝集法）实验方法检测类风湿因子，类风湿因子（rheumatoid factor，RF）是一种抗人或动物 IgG 分子 Fc 片段抗原决定簇的抗体，是以变性 IgG 为靶抗原的自身抗体，RF 的本质就是抗变性 IgG 的抗体，临床检测 RF 对类风湿性关节炎的诊断、分型和疗效观察有重要意义（图 8.3）。

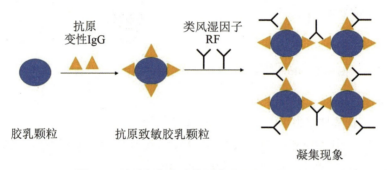

图 8.3　胶乳凝集实验检测类风湿因子原理图

2. 实验操作

（1）在反应板中滴加待测血清、阴性对照和阳性对照。

（2）轻轻混匀胶乳试剂，在待测血清、阴性对照和阳性对照的孔中各滴加 1 滴胶乳试剂。

（3）轻轻摇动反应板使其充分混合，2 min 后观察结果。

3. 实验结果判定

（1）正常参考范围：成人＜20 IU/mL，可检测范围是 20～60 IU/mL。

（2）RF＞20 IU/mL 即为阳性，出现凝集现象；RF≤20 IU/mL 即为阴性，不出现凝集现象。

三、思考题

（1）名词解释：直接凝集反应、间接凝集反应。

（2）简述间接凝集实验的基本原理。

（吴凤娇）